LAS
CREENCIAS
LIMITANTES

LAS CREENCIAS LIMITANTES

Cómo ~~evitar~~ *transformar* tus pensamientos y vivir en libertad

SARA ARANDA
@sara_mentesana

Grijalbo

Papel certificado por el Forest Stewardship Council®

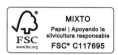

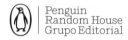

Primera edición: marzo de 2025

© 2025, Sara Aranda González
© 2025, Penguin Random House Grupo Editorial, S.A.U.
Travessera de Gràcia, 47-49. 08021 Barcelona

Penguin Random House Grupo Editorial apoya la protección de la propiedad intelectual. La propiedad intelectual estimula la creatividad, defiende la diversidad en el ámbito de las ideas y el conocimiento, promueve la libre expresión y favorece una cultura viva. Gracias por comprar una edición autorizada de este libro y por respetar las leyes de propiedad intelectual al no reproducir ni distribuir ninguna parte de esta obra por ningún medio sin permiso. Al hacerlo está respaldando a los autores y permitiendo que PRHGE continúe publicando libros para todos los lectores. De conformidad con lo dispuesto en el artículo 67.3 del Real Decreto Ley 24/2021, de 2 de noviembre, PRHGE se reserva expresamente los derechos de reproducción y de uso de esta obra y de todos sus elementos mediante medios de lectura mecánica y otros medios adecuados a tal fin. Diríjase a CEDRO (Centro Español de Derechos Reprográficos, http://www.cedro.org) si necesita reproducir algún fragmento de esta obra.

Printed in Spain — Impreso en España

ISBN: 978-84-253-6885-1
Depósito legal: B-22.309-2024

Compuesto en Fotocomposición gama, sl
Impreso en Gráficas 94 de Hermanos Molina, S. L.
Sant Quirze del Vallès (Barcelona)

GR 6 8 8 5 1

A mi madre, por darme alas y ser hogar.
A mi padre y mi hermana, por ser mi impulso ante los desafíos.
A Alejandro, por ser mi mayor inspiración y mi compañero de vida

ÍNDICE

Introducción 11

La presión social 21
    Las preocupaciones de Alba 23
    Creencias limitantes 26
    La necesidad de pertenecer y el miedo al rechazo 27
    Ejercicios 31

La autoestima 37
    Eric y el pensamiento de no ser nunca suficiente 39
    Creencias limitantes 43
    El arte de amar(te) 44
    Creencias limitantes 48
    Ejercicios 50

La tristeza y la búsqueda de consuelo 55
    El viaje generacional de Carlos 57
    Creencias limitantes 62
    Las emociones: siento, luego existo 63
    Ejercicios 69

Las relaciones de pareja 75
    María y José: una pareja de película 77
    Creencias limitantes 82
    Una vida en plural 83
    Ejercicios 89

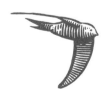

El duelo **93**

    Un océano sin ti. 95

    Creencias limitantes 101

    Aprender con cada duelo 102

    Ejercicios. 107

La ansiedad **113**

    La serenidad de la amistad de Juanjo, Sara y Marta . . . 115

    Creencias limitantes 126

    ¿Dónde está el peligro? 127

    Ejercicios. 132

Los límites **139**

    La valentía de Rosalía 141

    Creencias limitantes 147

    Nuestras fronteras invisibles. 148

    Ejercicios. 154

La aceptación **159**

    Una tarta y tres cumpleaños 161

    Creencias limitantes 167

    ¿Cómo soltar lo que no está bajo nuestro control? 168

    Ejercicios. 175

Las redes sociales y la salud mental **179**

    La influencia de un buen entorno social. 181

    Creencias limitantes 187

    Lo mejor y lo peor del mundo online. 188

    Ejercicios. 195

Conclusión **199**

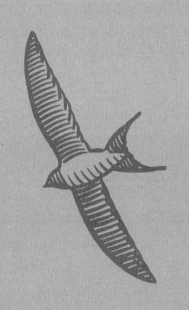

INTRODUCCIÓN

Entre el estímulo y la respuesta hay un espacio.
En ese espacio está nuestro poder de elegir
nuestra respuesta.
En nuestra respuesta yace nuestro crecimiento
y nuestra libertad.

VIKTOR E. FRANKL

Cuando era pequeña y me preguntaban cuál era mi sueño, mi respuesta solía ser tener una casa, pareja, casarme... A medida que fui creciendo y mi conciencia aumentó, esta respuesta se transformó. Un día me descubrí a mí misma con el sueño de sentirme libre. Y ahora, como yo, te preguntarás: ¿qué es ser libre? o, mejor dicho, ¿qué no es ser libre? Algo que se aleja de la libertad es medir tu valía a través de la opinión de otros, no poder ser auténtico, espontáneo y original. Buscar una perfección irreal.

Existe una frase del poeta griego Píndaro que resume muy bien este objetivo y que me repito muchas veces: «Llega a ser lo que eres». Esta frase, pensada para motivar a los atletas de los primeros Juegos Olímpicos, puede servir de inspiración para acercarnos a nuestro verdadero yo y alejarnos de los dogmas sobre lo que tenemos o debemos ser, es decir, de nuestras propias creencias limitantes. «No puedo», «Es demasiado difícil», «La vida es injusta», «No soy suficiente», «Los demás tienen que ser buenos conmigo», «Debo hacerlo bien a la primera»... Estas creencias son la base o estructura a partir de la cual miraremos el mundo y nos relacionaremos con él. Son los cimientos de nuestra casa, por eso es tan importante conocerlas, saber de qué materiales se componen y cómo de arraigadas están.

A lo largo de mi trayectoria profesional como psicóloga he visto cómo, ante una misma situación, dos personas respondían a ella de forma totalmente diferente. Durante las sesiones de psicoterapia descubrimos que, en muchas ocasiones, eran sus pensamientos acerca de la situación los que condicionaban sus elecciones y emociones. Juntos tratamos de aprender y desaprender las creencias que había detrás de esos pensamientos, porque, a diferencia de los animales, tenemos la capacidad de reflexionar sobre nuestros propios pensamientos. Todo aquello que creemos con firmeza está influenciado por nuestra sociedad, historia y familia. Muchas veces se trata de cambiar la rigidez por la flexibilidad, la obligación por el deseo y la espera por la búsqueda de nuestros sueños. Escribir este libro no es mi sueño, pero sí lo persigue. Mi sueño de vivir en libertad, libre de creencias que me limitan.

Existen muchas formas de aprender, una es a través del ejemplo de aquellos que son referentes para nosotros, de historias con las que nos sentimos identificados. Por este motivo, durante este libro encontrarás relatos. Ocho historias ficticias, de elaboración propia, con un final que te sorprenderá y en las que los protagonistas podríamos ser tú o yo. Todos tenían en común creencias que les generaban sufrimiento:

Alba: «Creía que cada etapa vital tenía sus obligaciones, y lo único obligatorio es vivir sin comparaciones y preocupaciones ajenas».

Eric: «Muchas veces se me olvidaba que las cosas me pueden salir bien».

Carlos: «Pensaba que expresar emociones era algo de lo que avergonzarse. Hoy siento que poder hacerlo me ha liberado».

María y José: «Creíamos que el amor tenía que ser un cuento de hadas y juntos descubrimos la belleza de una historia real».

Marina: «He necesitado recorrer distintas emociones para acabar abrazando la pérdida de mi abuela».

Sara, Juanjo y Marta: «Solo porque nunca lo habíamos hecho ya pensábamos que no éramos capaces».

Rosalía y Antón: «Teníamos mucho miedo de decepcionar a otros pero más de decepcionarnos a nosotros mismos».

Eneko, Rosa y Amelia: «Aceptar nuestra edad nos permitió valorar cada vela de la tarta».

Sofía: «Creía que para triunfar tenía que ser otra persona, pero la autenticidad de Bibiana me demostró lo contrario».

Mi intención no es decirte cómo pensar, sino que puedas reflexionar, que puedas cuestionarte todo aquello que te han hecho creer que eras, todo aquello que esperas de los demás y sobre cómo debe ser el mundo que te rodea. Eres el experto en tu vida, nadie más te conoce tanto como tú mismo. Adelante.

Nunca dejes de creer, de creer en ti.

CONCEPTOS PREVIOS

¿QUÉ ES UNA CREENCIA?

Las creencias son ideas rígidas que elaboramos, en mayor medida en la infancia y posteriormente a partir de nuestros acontecimientos vitales, sobre nosotros mismos, los demás y el mundo. Estas creencias las asumimos como **verdades absolutas** y a partir de ellas interpretamos nuestra realidad. Albert Ellis,[1] uno de los psicólogos más influyentes dentro de la psicología y fundador de la terapia racional emotiva (TREC), distinguió entre creencias racionales e irracionales. Las primeras son realistas, flexibles, objetivas, lógicas y nos ayudan a lograr nuestros objetivos. Por ejemplo: «Me gustaría que el mundo fuera justo, pero a pesar de que existan situaciones injustas, puedo vivir con ello y lograr mis objetivos». Por el contrario, las segundas nos limitan y alejan de lo que deseamos. Por ejemplo: «El mundo tiene que ser un lugar justo, es horrible y no puedo soportar que no lo sea». Estas últimas están alejadas de la realidad, son totalitarias, rígidas y no hay base ni evidencia que las sustenten. Este autor las agrupó en tres categorías:[2]

- *Sobre uno mismo:* «Debo hacer las cosas bien y la gente que es importante para mí tiene que aceptarme».
- *Sobre los demás:* «Los demás deben tratarme con justicia y amabilidad».
- *Sobre el mundo:* «Las condiciones bajo las que vivo deben ser cómodas y no provocar problemas importantes».

---

1 – Albert Ellis, *Usted puede ser feliz*, Barcelona, Paidós, 2014.
2 – *Idem.*

Un pensamiento irracional es aquel que se escapa a la lógica y la realidad, alejándonos de la razón y provocándonos preocupaciones innecesarias. A lo largo de este libro se nombrarán las creencias irracionales como **limitantes**, ya que, tal como indica su nombre, nos limitan en la búsqueda de nuestra verdadera esencia, proyectos y aspiraciones.

Clasificación de creencias

También podemos diferenciar entre creencias centrales y creencias intermedias.[3] **Las creencias centrales** se crean en la infancia. Son ideas profundas, rígidas y difíciles de cuestionar; afirmaciones generales a partir de la cuales damos significado a nuestras experiencias, aunque estas poco tengan que ver con ellas. Por ejemplo: «Soy una persona débil».

Las creencias intermedias son ideas que se forman a partir de nuestras experiencias. A menudo se manifiestan con los conocidos DEBO y TENGO QUE, como suposiciones o como actitudes. Por ejemplo: «Tengo que hacer las cosas perfectas para que me valoren» o «No puedo soportar que los demás vean mis debilidades».

A partir de estos dos tipos de creencias e influidos por ellas, surgen los **pensamientos automáticos**. Son breves, habituales, casi siempre negativos y, como indica su nombre, aparecen de forma automática en nuestra mente, sin discutirlos. Son los más susceptibles de modificarse. Se pueden manifestar a partir de un acontecimiento, un pensamiento angustioso, un recuerdo, una imagen, una emoción, un comportamiento o una sensación corporal. Por ejemplo, en una situación donde estemos experimentando tristeza, nuestro pensamiento automático puede ser: «Sentir esto no

---

3 - Judith S. Beck, *Terapia cognitiva. Conceptos básicos y profundización*, Barcelona, Gedisa, 2009.

es normal, los demás no están tan tristes». Este pensamiento muchas veces está basado en la creencia irracional de que las personas fuertes no sienten tristeza. Otros ejemplos son:

- Creencia central → «Soy una persona muy tímida» / «No valgo»,
- Creencia intermedia → «Tengo que hablar mucho, si no verán mi timidez y me rechazarán» / «Si no me esfuerzo mucho, verán que no valgo y me criticarán».
- Pensamiento automático → «No voy a poder, es demasiado para mí» / «Es inútil intentarlo, no vale la pena seguir».

Es remarcable señalar que nuestras creencias no nos definen, son ideas y suposiciones, no hechos ni verdades y, por tanto, se pueden modificar. No se trata de pensar de forma positiva ni de convencernos de que hace un buen día y de que todo es maravilloso. Sino de que, si por ejemplo estamos navegando en un barco y este se estropea, sepamos que se puede reparar o que tomaremos la dirección correcta cuando sople fuerte el viento, y de que seamos conscientes de que en ese viaje no estaremos solos, sino que tendremos que convivir con otros pasajeros, que tendrán creencias diferentes a las nuestras.

No somos lo que pensamos, pero lo que pensamos tiene un impacto directo en lo que hacemos y esto acaba formando parte de lo que somos.

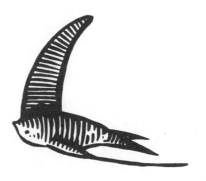

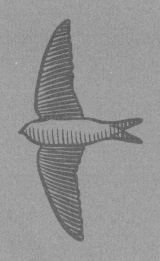

Nota:
Quisiera decirte que, si alguno de los siguientes relatos es demasiado abrumador para ti o te remueve mucho, puedes parar de leer, pasar al siguiente o directamente abordar la parte teórica. No dudes en pedir ayuda psicológica si lo consideras necesario.

LA PRESIÓN SOCIAL

Cuanto más te conoces a ti mismo,
más paciencia tienes para lo que
ves en los demás.

ERIK ERIKSON

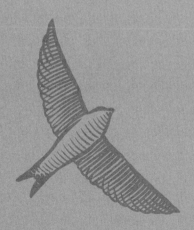

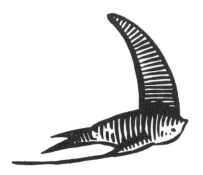

LAS PREOCUPACIONES DE ALBA

Alba se levantó un día más para ir a trabajar. Era martes y mientras preparaba su café con leche, en un acto casi instintivo, abrió Instagram. En una de las primeras publicaciones seleccionadas por el algoritmo, vio a una chica de gran sonrisa sosteniendo unas llaves. Bajo la foto, y acompañada de varios emoticonos, el título no daba lugar a dudas: «New Home». Tuvo que fijar bien su mirada para comprobar que la protagonista era Julia. Le resultó imposible reconocer su cara a la primera, había perdido su pista desde bachillerato, cuando ambas eran buenas amigas. No le guardaba ningún rencor, fue de esas relaciones que la universidad y las nuevas rutinas van erosionando lentamente. A pesar de ese cariño, no pudo evitar saborear junto al primer sorbo del café un pequeño malestar. Mientras su mirada se perdía entre los muebles de segunda mano de su piso de alquiler, pensó: **«A mi edad, ya debería tener un piso en propiedad»**. La presión fruto de ese pensamiento atravesó su estómago.

De camino al trabajo, recibió un mensaje de su madre: «¿Quedamos hoy para comer?». En la cara de Alba se dibujó una sonrisa. Su madre vivía cerca de su trabajo y muchas veces quedaban para tomar un café o comer algo, era una forma de ponerse al día y desconectar a la vez de su jornada partida. Además, ese día a ella le tocaba elegir sitio y no estaba dispuesta a dejar escapar la oportunidad. Una vez actualizado el parte médico de las rodillas de su abuela, la nueva afición de su padre a las bicicletas de montaña y el reciente enfrentamiento vecinal causado por el perro de la señora del segundo piso, preguntó a su madre si se acordaba de Julia. «Sí, claro. La hija de Rosario. ¿Cómo le va?». Alba le mostró la foto y cuestionó esa compra de un dúplex en el centro. Enmascarada en la espontaneidad de la conversación, su madre comentó que a esa misma edad ella ya tenía a sus dos hijas y la hipoteca del piso firmada. El comentario recorrió la espalda de Alba. Esa comparación de biografías ahondó en la preocupación de si quería tener hijos o no, una que únicamente aparecía cuando alguien se lo recordaba. Parecía claro y así lo afirmaba en su pensamiento: **«Si quiero tener hijos, tengo que ponerme las pilas».**

Al regresar a la oficina dispuesta a afrontar sus últimas horas de trabajo, su compañero Víctor la abrazó. «¡Ya lo tengo! Dime si te gusta», dijo mientras le mostraba en su teléfono móvil una serie de selfis en el probador de una conocida tienda de ropa. «Al final teníais razón, mucho mejor el gris. ¡Me caso de gris!». Esa intensidad de Víctor compensaba a la perfección la prudente distancia que siempre mantenía Martina, que sonreía cómplice detrás de la pantalla de su ordenador. Los tres formaban un buen equipo y esa buena sintonía hacía los días mucho más llevaderos. Después de tres años de relación, Víctor se casaba y, por supuesto, ambas estaban invitadas. A la preocupación de elegir vestido, Alba sumó otro profundo pensamiento: **«Soy mayor que él y ni siquiera tengo pareja».**

Al salir del trabajo con sus auriculares inalámbricos puestos, una nube de pensamientos la acompañaba: **«¿Tengo que comprarme un piso? ¿Quiero tener hijos? ¿Debería tener pareja estable?».** Llegó al metro con una sensación de fracaso que le pesaba en todo el cuerpo. Después de dos paradas, un artista urbano apareció en el vagón arrastrando su altavoz, micrófono en mano, y empezó a actuar. Contra todo pronóstico, resultó ser realmente bueno, hizo varias rimas sobre la cotidianeidad y el ritmo frenético de la ciudad, alabando la belleza de las pequeñas cosas. Su rap era una auténtica crítica social, un análisis de la rutina que invadía a prácticamente todos los allí presentes. Como broche a sus provocativos versos, lanzó una pregunta al aire: «**Si solo tuvieras una vida, ¿cómo elegirías vivirla?**».

Esta resonó en la cabeza de Alba y en ese momento supo que su vida era suya, única e irrepetible y que esa presión tan conocida no provenía de su interior. Un completo desconocido había calado en lo más profundo de ella haciéndole consciente de su libertad para poder elegir.

CREENCIAS LIMITANTES

Tener una vida ~~resuelta a los 40~~
(en libertad)

Tener hijos ~~a los 30~~
(si lo deseas)

Encontrar el amor ~~a los 20~~
(en todas partes)

Independizarme ~~a los 25~~
(de mis complejos)

Terminar ~~los estudios a los 23~~
(con las presiones sociales)

LA NECESIDAD DE PERTENECER Y EL MIEDO AL RECHAZO

¿QUÉ ES LA PRESIÓN SOCIAL?

Podemos definirla como la influencia de un grupo o una persona sobre otro grupo u otra persona.[4] Somos seres sociales y, por tanto, **necesitamos sentir que pertenecemos a un grupo**, lo llevamos dentro, es parte de nuestra evolución. Esto no es algo negativo en sí mismo, más bien lo contrario, si hemos sobrevivido hasta el día de hoy es porque juntos hemos sido capaces de hacer grandes cosas. Compartir las mismas normas sociales genera acuerdos y un sentimiento de armonía muchas veces necesario para conseguir algo valioso. A nivel individual, esto nos hace sentirnos útiles y amados. Sin embargo, en ocasiones, la presión que ejerce este conjunto social y nuestra necesidad de sentirnos parte de él es tan intensa que podemos llegar a actuar y pensar en contra de lo que creemos, de nuestras ideas y valores, dejando de lado nuestros propios deseos y necesidades.

Abraham Maslow[5] fue uno de los autores que teorizó acerca de nuestra necesidad de pertenencia. Estableció una jerarquía

---

4 - American Psychological Association, *APA Dictionary of Psychology.* <https://dictionary.apa.org/social-pressure>, 8 de agosto de 2024.
5 - A. H. Maslow, «A Theory of Human Motivation», *Psychological Review,* 1943, 50(4), pp. 370-396.

de cinco necesidades humanas, donde la que aquí tratamos estaba situada en el tercer lugar, después de las necesidades fisiológicas, básicas y de supervivencia (alimentación, sueño, respiración...) y de seguridad (sentirse a salvo físicamente, tener una vivienda, recursos...). Una vez alcanzadas estas dos necesidades de primer nivel, el ser humano tiene la motivación de satisfacer la de pertenencia (sentirse aceptado y amado).

Nuestro primer grupo social es la familia. Dentro de ella, se establecen normas y roles necesarios para el buen funcionamiento. Otros grupos sociales son los amigos, los compañeros de trabajo, de ocio y la pareja. **El miedo a ser rechazados y la necesidad de sentirnos aceptados** por ellos puede influir notablemente en nuestras decisiones. Este miedo es común en todas las etapas vitales, pero sobre todo en la adolescencia, fase de especial vulnerabilidad durante la que cobra relevancia la influencia de nuestros amigos y la búsqueda de la propia identidad. ¿Recuerdas cuántas veces dejaste de hacer algo porque ninguno de tus amigos lo hacía? ¿O cuántas veces dejaste de lado tus intereses para adaptarte a la mayoría? El sentimiento de ser juzgado, apartado y aislado genera tanto malestar que, para evitarlo, moldeamos nuestros pensamientos y acciones y llegamos a veces a tomar decisiones contrarias a las que anhelamos.

¿Crees que tu grupo social de referencia comparte inquietudes similares a las tuyas y refuerza tu autoestima? ¿Te sientes respetado y apoyado por tu entorno para poder elegir libremente?

EXPERIMENTO DE ASCH

El experimento Asch[6] fue uno de los varios experimentos sociales realizados por el psicólogo Solomon Ash entre 1951 y 1955 con la

---

6 - Solomon Asch, «Fuerzas de grupo en la modificación y distorsión de juicios», *Estudios básicos de la psicología social*, 1974, pp. 351-364.

LAS CREENCIAS LIMITANTES

finalidad de valorar la presión que puede llegar a ejercer el grupo y cómo este puede condicionar nuestras opiniones y creencias. El experimento contó con entre siete y nueve participantes, estudiantes de universidad, y consistía en un total de dieciocho pruebas de percepción visual donde todos estaban compinchados con Asch menos uno de ellos. En una pizarra, se colocó a la izquierda un cartón blanco con una línea negra y a la derecha otro cartón blanco con tres líneas negras. El experimento radicaba en señalar qué línea de las de la derecha era igual que la de la izquierda en longitud.

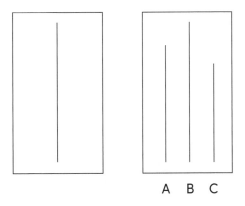

Las instrucciones eran que todos los participantes dijeran en voz alta y firme su respuesta antes que el participante que no estaba compinchado o sujeto crítico, quien respondería en último lugar. A partir de la tercera prueba, el grupo empezaba a decir (de forma intencionada) la respuesta claramente incorrecta. La persona que no estaba compinchada empezaba a dudar de su juicio e incluso de sus propios sentidos, ya que la respuesta correcta era obvia. Al final se vio que ese sujeto cedía a la presión grupal y expresaba en voz alta la respuesta mayoritaria, aun sabiendo que no era correcta. También se comprobó que, ante una sola respuesta correcta por parte de uno de los otros participantes, las posibilidades de que el sujeto crítico eligiera la respuesta obvia eran mayores, ya que el sentimiento de soledad disminuía. En otra prueba, en la que ese sujeto no tenía que contestar en voz alta, sino que podía escribir la respuesta en privado, se verificó que la presión social se reducía notablemente.

En las entrevistas posteriores al experimento, la persona respondió que siguió al grupo por varias razones: miedo al rechazo, a ser juzgado o por la duda de si estaban o no en lo cierto, ya que no podía ser que estuvieran todos equivocados menos él. De aquí extraemos el concepto de **conformidad informativa**[7] (seguimos al grupo porque creemos que tiene razón), y el de **conformidad normativa** (nos conformamos con lo que dice el grupo por miedo a sentirnos excluidos).

Si bien es cierto que esta conformidad no tiene por qué ser algo perjudicial siempre, en muchas ocasiones puede hacernos sufrir. Esto es posible trabajarlo estableciendo límites claros y valorando nuestra autoestima, así como empezando a formar nuestras propias opiniones.

¿Supondría algún daño para ti no hacer lo que tu entorno social considera válido? ¿Crees que compartes valores similares con tus grupos sociales de referencia como tu familia y amigos?

Sea cual sea nuestra situación, es posible construir un entorno donde nuestras decisiones sean respetadas y donde nos sintamos libres de poder tomarlas. Un entorno seguro y sin presiones.

---

7 - *Psychology Today*, «Conformidad». <https://www.psychologytoday.com/es/fundamentos/conformidad>, 11 de julio de 2024.

EJERCICIOS

EJERCICIO 1

Podemos empezar a practicar cambiando dos palabras habituales en nuestro vocabulario. Cuanto menos rígido y más realista sea nuestro pensamiento en torno a una situación, menos malestar emocional sentiremos. Sustituye:

TENGO QUE por ELIJO
Tengo que ir a la reunión, no hay otra opción (obligación) / **Elijo** ir a la reunión, aunque podría no hacerlo (elección).

DEBO por QUIERO
Debo ayudar a mi madre, es lo que me toca (obligación) / **Quiero** ayudar a mi madre, aunque tenga otras posibilidades (elección).

SIEMPRE por CON FRECUENCIA
Siempre tengo esta sensación de fracaso (rigidez) / **Con frecuencia** tengo esta sensación de fracaso (flexibilidad).

NUNCA por RARA VEZ
Nunca me sale nada bien (rigidez) / **Rara vez** me salen las cosas bien (flexibilidad).

Si nos fijamos bien, seremos conscientes de que tenemos voluntad para poder elegir. Si nos obligamos a través del lenguaje, será mucho más difícil ejercer esta libertad, porque veremos esta elección como una exigencia.

EJERCICIO 2

Este ejercicio basado en la terapia racional emotiva trata de buscar tus *tengo que* y *debo* escondidos en tus creencias a partir de una situación que te esté generando malestar. Por ejemplo:

Situación: Mis amigos me dicen que se van a casar y me dan la invitación a su boda.
Creencia: «Mis amigos se van a casar y yo no tengo pareja. Creo que no tener pareja a mi edad es un fracaso y me hace sentir muy triste».

Debo y *tengo que* escondidos:

- *Debo* tener pareja para ser una persona feliz.
- *Tengo que* demostrar que estoy comprometido con alguien, si no me rechazarán.
- *Debo* conseguir rápidamente alguien que me ame, si no significa que no soy digo de ser amado.

¡Ahora te toca a ti! Piensa en una situación de la que hayan surgido estas creencias y apúntalas más abajo:

Situación: ....
....
Creencia: ....
....

Debo y *tengo que* escondidos:

- ....
- ....

-   ....
-   ....

EJERCICIO 3

Preguntas para reflexionar:

- ¿Sientes que deberías estar en otro lugar, haciendo otras cosas?

  ....
  ....
  ....
  ....

- ¿Cuáles son los valores que guían tu camino? Aquí dejo algunos ejemplos:

altruismo	empatía	optimismo
amabilidad	éxito	sabiduría
amor	integridad	sinceridad
aprendizaje	fama	trabajo en equipo
aventura	seguridad económica	valentía
belleza	serenidad	vida emocionante
paz	justicia	creatividad
placer	lealtad	compasión
poder	libertad	amistad
bondad	responsabilidad	felicidad familiar
diversión	respeto	gratitud
espiritualidad	riqueza	ser el mejor

- ¿Cuál es tu proyecto de vida?

  ....
  ....

Ejercicios

....

....

- ¿Qué es para ti el éxito? ¿Y el fracaso?

....

....

....

....

- ¿Tus objetivos son tuyos o son la preocupación de otros?

....

....

....

....

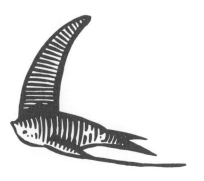

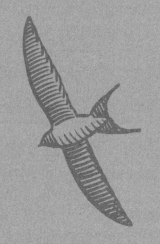
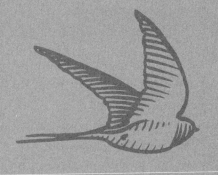

LA AUTOESTIMA

Ser dueños de nuestra historia y amarnos
a nosotros mismos a través de ese proceso
es lo más valiente que jamás haremos.

BRENÉ BROWN

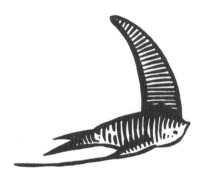

ERIC Y EL PENSAMIENTO DE NO SER NUNCA SUFICIENTE

Peinaba su larga melena sin demasiado énfasis. Sinceramente, Eric no recordaba la última vez que se miró con optimismo al espejo, al que nunca consideró un aliado. En una hora tenía una entrevista de trabajo a la que no acudía del todo convencido. Tras cuatro años de carrera, prácticas incluidas, y una breve experiencia en una empresa de telefonía, le habían contactado a través de una red social para un puesto interesante. De categoría junior y remuneración mejorable, pero en una compañía puntera en el sector. Lejos de la ilusión, optaba por una actitud fría e imperturbable. No se sentía merecedor de ese cargo, creía que sus habilidades no resultaban suficientes y su expediente académico no era brillante, pero debía acudir a la cita por responsabilidad.

Había escogido su atuendo por descarte: pantalón negro para evitar riesgos y disimular defectos, y su camisa azul clásica de siempre, su zona de confort abotonada. No sabía con exactitud su peso, pero en el último año se sentía un poco menos ligero. Habría preferido que el encuentro fuera por videollamada, disponer de un poco más de margen y jugar en su propia casa. Parecía más fácil preocuparse solo del torso y elegir las palabras indicadas. Las distancias cortas lo incomodaban, no le permitían controlar del todo la situación. Lejos de persuadir y convencer, acostumbraba a evitar los problemas mediante una personalidad difusa mezclada de seguidismo e indiferencia; era una fórmula eficaz para evitar el temido conflicto. Necesitaba mucha confianza, alguna palmadita en la espalda y un ambiente amable para fluir realmente con todo su potencial, que no era poco. Su familia y amigos lo sabían y le repetían que confiara más en él, consejo que, por supuesto, era tan sencillo de dar como complejo de poner en práctica.

Esbozó una leve sonrisa frente al espejo mientras retocaba aquel quebradizo cabello por última vez. Sacó su móvil del bolsillo para hacerse una foto que finalmente fueron tres y acabaron borradas antes de llamar al ascensor. Al otro lado de la puerta estaba Fabio, su vecino de arriba. Habían compartido rellano, clases y campos de fútbol. Lo consideraba más atractivo, fuerte y decidido que él. No le caía mal, pero a veces se sentía incómodo a su lado. En la carrera había sacado mejores notas y sus jueves universitarios habían sido más interesantes. Se sorprendió al ver que también llevaba camisa.

—¿Adónde vas tan guapo? —preguntó Fabio.

—¿Y tú? Yo a una entrevista de curro.

—No fastidies, ¿no será para Globex? Porque yo también tengo entrevista.

—Ostras, ¿tú también vas? —respondió Eric casi en un susurro.

—¡Qué fuerte! ¡Menuda casualidad! Oye, ¿ibas a ir en autobús? Vente conmigo en coche, tío.

Ambos bajaron a la planta baja para dirigirse al aparcamiento. La absurda coincidencia aguijoneaba la deteriorada autoestima de un Eric que solo pensaba en desaparecer.

Tras una charla bastante técnica sobre las condiciones laborales y las últimas noticias de la empresa en el mercado de valores, llegaron a su destino. Pensó que estaba perdiendo el tiempo y se sintió ridículo. Además del resto de los candidatos al puesto, debería competir con su vecino, que tenía más confianza, se sabía vender mucho mejor y, para colmo, tenía mejores notas y más experiencia. Eric miraba al suelo mientras Fabio, un paso por delante de él, preguntaba en la recepción por la chica de Recursos Humanos que los había contactado.

Pasaron por un largo pasillo y, tras esperar sentados en unas incómodas sillas, entraron por turnos a la entrevista. A Eric le tocó el segundo, abrió con delicadeza la puerta y esperó expectante hasta que una mujer de mediana edad le indicó amablemente que tomara asiento. La primera pregunta, aunque previsible, aceleró el pulso del candidato.

—Bienvenido, Eric. Cuéntame un poquito sobre ti y qué nos puedes aportar.

—Bueno, creo que este puesto encaja en lo que busco actualmente y gracias a mi formación y experiencia podría ser útil en las tareas que indicaba la oferta —repitió de carrerilla.

La entrevistadora realizó varias preguntas más, combinaba con mimo cuestiones más personales con otras mucho más específicas y profesionales. Quería poner a prueba al aspirante, moverlo de las frases algo vacías y preparadas para la ocasión. Eric se sintió un poco mal; notar que lo estaban juzgando o evaluando era una de las sensaciones que peor llevaba, pero decidió continuar. Explicó con timidez sus puntos fuertes y describió con cierta naturalidad su experiencia profesional hasta la fecha. Los quince minutos de la entrevista se le hicieron largos y no salió del todo convencido. En la sala principal ya lo esperaba Fabio, que entre risas y con la mirada brillante comentaba que lo había bordado.

—Al final esto de las entrevistas es como ligar. Un poco de palique y saber venderte. ¿Tú cuándo les has dicho que te podías incorporar? —preguntó Fabio mientras conducía de vuelta casa.

Eric y el pensamiento de no ser nunca suficiente

—No sé, creo que no me lo han preguntado —respondió confuso Eric.

—Bueno, no te preocupes. Lo que sí que podrías es venirte esta noche a mi casa a ver el fútbol.

—No sé, escríbeme y luego te digo.

Una vez en casa, tras comentar con sus padres la jugada, Eric se sintió fatal, abatido y preocupado por si había hecho mal la entrevista. Se veía minúsculo cuando se enfrentaba a ocasiones como esa. **Le atormentaba la idea de no llegar a ser nunca suficiente.** Además, no tenía demasiadas ganas de ir a ver el fútbol con Fabio y sus amigos, pero sabía que en cuanto le escribiera acabaría aceptando.

Justo en ese preciso instante, recibió una notificación en el teléfono móvil: **«Enhorabuena, has sido seleccionado».**

CREENCIAS LIMITANTES

AUTOESTIMA ES...

sentirme ~~superior a los demás~~
(satisfecho conmigo)

vivir desde el ~~control~~
(amor)

considerarme ~~más valioso que el otro~~
(una persona merecedora)

estar ~~siempre bien~~ con uno mismo
(en paz)

~~El éxito~~ genera autoestima
(La aceptación)

EL ARTE DE AMAR(TE)

¿QUÉ ES LA AUTOESTIMA?

Si te preguntara: ¿cómo es tu autoestima? Quizá tu respuesta sería buena o mala, alta o baja o directamente me responderías que no gozas de ella. La autoestima es un concepto muy utilizado y, como tal, son muchos los mitos y las creencias que la envuelven. A grandes rasgos, la podemos definir como la valoración que tiene una persona de sí misma. A diario, veo en consulta a personas con el deseo de mejorar o proteger su autoestima, porque gracias a esta nos sentimos amparados y cuidados. Nathaniel Branden, uno de los autores que más ha investigado sobre ella, la define como «la experiencia de ser aptos para la vida y para las necesidades de la vida».[8] Es decir, la convicción de que eres una persona válida y de que tienes los recursos para hacer frente a las dificultades de la vida. Una adecuada autoestima implica autoaceptación, esto quiere decir que, aunque existan aspectos de nosotros que no nos gusten, los aceptamos. Aceptamos lo que somos, pensamos y hacemos, con independencia de si a otros les gusta o no. Aceptamos que no siempre nos agrada todo lo que

---

8 - Nathaniel Branden, *Los seis pilares de la autoestima*, Barcelona, Paidós, 2011.

hacemos ni que todo lo que hacemos está bien, pero eso no nos convierte en insuficientes ni en malas personas.

Hablar de autoestima y no hacer referencia a nuestra infancia es como empezar un libro por la mitad. Es en ese momento, durante el desarrollo de nuestro cerebro y a partir de la relación que tenemos con nuestros padres o figuras de cuidado principales, cuando se establecen nuestras creencias y, por tanto, las bases de lo que será nuestra forma de relacionarnos con la vida. Cuando nacemos somos seres dependientes y los adultos son los encargados de proporcionarnos lo que necesitamos para llegar al objetivo final de nuestro desarrollo: valernos por nosotros mismos. En este contexto es cuando se desarrolla la **confianza en uno mismo y en los demás**.

Nuestros principales cuidadores son los responsables de proporcionarnos **refugio y alas**. Un refugio donde protegernos, sostenernos y poder regresar cuando lo necesitemos. Y alas para explorar el mundo más allá del refugio, desarrollando independencia, autonomía y el sentimiento de poder hacer cosas por nosotros mismos. Todo ello va reafirmando nuestra idea de quiénes somos (autoconcepto) y el cómo valoramos quiénes somos (autoestima).

Lo que más necesita un niño es sentirse visto, valorado y aceptado, en definitiva, sentirse amado. La falta de alguna de estas validaciones genera un gran impacto en su autoestima.

- **Crecer en un hogar donde me demostraban amor cuando hacía las cosas bien o cumplía con las expectativas y me lo retiraban cuando no** es darme alas para creer que solo soy merecedor de amor cuando hago las cosas bien y no cuando me equivoco.
- **Crecer en un hogar donde mis cuidadores no tenían tiempo que dedicarme** es darme alas para creer que tengo que poder solo y que no puedo confiar en nadie.

- **Crecer en un hogar donde no aceptaban plenamente mis emociones, pensamientos o acciones** es darme alas para creer que hay algo malo en mí, que no está bien ser como soy y que debo esforzarme siempre en intentar ser de otra forma.
- **Crecer en un hogar donde faltaban límites y coherencia** es darme alas para creer que el mundo carece de rumbo y orden.
- **Crecer en un hogar donde viví abusos o fui testigo de ellos** es darme alas para creer que el mundo es un lugar cruel y el miedo será mi compañero en muchas de mis aventuras.
- **Crecer en un hogar donde siempre elegían por mí, sin la oportunidad de desarrollar mi propio aprendizaje,** es darme alas para creer que no soy capaz de hacer muchas cosas y que siempre dependeré de otros.

Teniendo en cuenta esto, crecer en un ambiente desestructurado no significa que ya no podamos hacer nada y que nuestro futuro sea irreversible. Es importante, pero no determinante. Nuestra voluntad y conciencia serán claves. El filósofo Jean-Paul Sartre lo resume de manera muy acertada: «Somos lo que hacemos con lo que hicieron de nosotros». Las decisiones que tomemos a lo largo de la vida, así como los acontecimientos que nos ocurran, marcan de una u otra forma la persona que somos y seremos. El camino para sentirnos mejor con nosotros mismos no pasa por culparnos. La culpa, en este contexto, lejos de hacernos responsables de la situación, nos limita para alcanzar nuestro potencial. Tampoco nos ayuda culpar a quienes nos cuidaron, ya que muchos no disponían de los recursos y los conocimientos necesarios. Como adultos podemos responsabilizarnos de nuestra vida pidiendo ayuda en el caso de que sea necesario.

Las creencias que tenemos de nosotros mismos determinan nuestros actos y estos reafirman nuestras creencias. A esto lo llamamos **profecía autocumplida**. Sería como interpretar un papel cuyo guion ha sido escrito por nuestros miedos, pero del cual podemos salir. Por ejemplo: ante la propuesta de mis amigos de ir a practicar escalada, si no me considero apto para hacer esta actividad, es probable que rechace la invitación; y si la acabo aceptando, puede ser que termine presentando rasgos de auto-sabotaje, fruto de mis creencias limitantes. De esta forma, estoy reforzando mi creencia de que no soy capaz de practicar ese deporte.

La autocompasión

El mayor aliado frente a una baja autoestima es la **autocompasión**. La compasión es la capacidad de acompañar y ayudar a los demás a través de la empatía. Por tanto, la autocompasión es una herramienta para empatizar con nosotros mismos y encontrar la forma de poder ayudarnos.

En las antípodas, muchas veces nos puede la autoexigencia, una forma rígida e inflexible en la que no hay espacio para el error y nos juzgamos duramente si no conseguimos aquello que deseamos. Hay que tener presente que la autoexigencia a niveles elevados es garantía de malestar, ya que el error forma parte del aprendizaje y de la realidad y es, a su vez, un motor que depende demasiado del resultado, por lo que, si bien puede darnos la sensación de que funciona bien, ante el primer imprevisto se desmorona.

CREENCIAS LIMITANTES

LA AUTOCOMPASIÓN ES...

darme ~~pena~~
(amor)

~~No hacer nada con~~ el dolor
(abrazarme incluso en)

una actitud ~~pasiva~~
(de autorrespeto)

dejar de ~~luchar~~ por todo
(criticarme)

TRANSFORMA LA AUTOEXIGENCIA
EN AUTOCOMPASIÓN:

Intentar ser ~~perfecto~~
(libre)

Poder ~~con todo~~
(equivocarme)

Necesitar tener ~~el control~~
(tiempo para uno mismo)

Evitar ~~equivocarme~~
(castigarme)

> Voz de la autoexigencia → «Tengo que hacerlo perfecto, no debo fallar».
>
> Voz de la autocompasión → «Lo haré lo mejor que pueda».
>
> Voz de la autoexigencia → «Debo tener el control de las cosas, es lo que se espera».
>
> Voz de la autocompasión → «Hay cosas que no dependen de mí, estoy aprendiendo».

EJERCICIOS

EJERCICIO 1

Escribe una lista con cinco desventajas que tiene criticarte a ti mismo. Puedes criticar algo puntual que hayas hecho, pero no a ti como persona.

- Ejemplo: Criticarme me desmotiva y me aleja de mis objetivos.
- ....
- ....
- ....
- ....
- ....

EJERCICIO 2

Establece una lista de diez logros que hayas conseguido a lo largo tu vida. Un logro no tiene que ser una gran acción, puede ser algo tan simple como ayudar a una persona mayor a cruzar la calle.

- Ejemplo: Levantarme de la cama cuando no he tenido ganas.
- ....
- ....
- ....
- ....
- ....
- ....
- ....
- ....
- ....

EJERCICIO 3

Escribe en cada columna algunas de las características de tu personalidad. La diferencia entre el «yo ideal» y el «yo debería» es que este último no responde tanto a lo que deseas ser profundamente, sino a lo que crees que debes ser por la presión social.

Yo real	Yo ideal	Yo debería
(Cómo creo que soy) Ejemplo: responsable	(Cómo me gustaría ser) Ejemplo: despreocupado	(Cómo creo que tengo que ser) Ejemplo: extrovertido
....	....	....
....	....	....
....	....	....
....	....	....
....	....	....
....	....	....
....	....	....

- ¿Las características de tu «yo real» coinciden con las de tu «yo ideal»?
- ¿Las características de tu «yo real» coinciden con las de tu «yo debería»?

- ....
- ....
- ....
- ....

EJERCICIO 4

Establece cinco creencias sobre ti mismo y pregúntate: «¿Cuándo fue la primera vez que pensé esto sobre mí?». ¿Identificas a alguien pronunciando esas palabras sobre ti?

Ejemplo: «No soy lo bastante inteligente. La primera persona que cuestionó mi inteligencia fue mi abuela. Recuerdo su voz crítica resonando en mi cabeza».

- ....
- ....
- ....
- ....
- ....
- ....
- ....

EJERCICIO 5

Te propongo algunas preguntas con las que desmontar las creencias de Eric, protagonista de nuestro relato, para que te sirvan de guía de reflexión en caso de que tengas que aplicártelas en algún momento:

«No soy lo bastante válido para este puesto de trabajo».
¿En qué te basas para afirmar esto? ¿Qué pruebas objetivas tienes?

«Si no me seleccionan, significará que no sirvo para esto de trabajar».
¿Que no te hayan seleccionado para el puesto de trabajo se debe únicamente a que no sirves o puede haber otras explicaciones?

«Mi vecino es más espabilado que yo, por tanto, es más feliz que yo».
¿Qué crees que pensaría otra persona sobre esto?

«Sería tan horrible que no me eligieran que no lo podría soportar».
¿Por qué no lo podrías soportar? ¿No te han elegido en otras ocasiones? ¿Supuso el fin del mundo?

«Nunca llegaré a ser una persona valiente».
¿Dónde está escrito que esto es así? ¿Qué significa nunca? ¿En ninguna situación, con ninguna persona, en ningún momento?

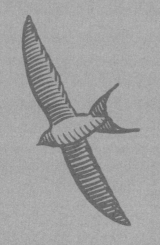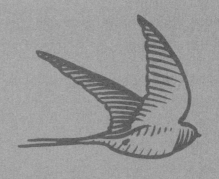

LA TRISTEZA Y LA BÚSQUEDA DE CONSUELO

No puedes evitar que los pájaros
de la tristeza vuelen sobre tu cabeza,
pero sí que aniden en ella.

PROVERBIO CHINO

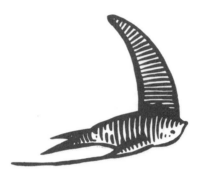

EL VIAJE GENERACIONAL DE CARLOS

—Siento lo ocurrido. No sé qué decir —se justificaba nervioso Carlos ante su superior.

—Yo tampoco sé qué decirte ni sé qué te pasa. Llevas una temporada que no das una, chico —respondió con firmeza su jefe.

Acababa de dejar caer uno de los nuevos televisores de la empresa cuando lo trasladaba desde el almacén. El ruido de los cristales rotos retumbó durante días en su conciencia. Demasiados pensamientos, demasiada densidad en su preocupación. No recordaba la última semana que había comido y dormido con cierta regularidad. Estaba lejos de encontrarse en su mejor momento y no era capaz de identificar del todo el motivo. Conciliar un trabajo que requiere esfuerzo físico y un grado de atención elevado como el suyo con un episodio de tristeza no era nada sencillo. Concentraba esfuerzos en no volverse a equivocar para tratar de evitar más reprimendas.

Al llegar a casa, con la enésima decepción a cuestas, no quiso comentar con sus padres el incidente. Su relación con ellos no era tan fluida como antes, sentía que era un auténtico especialista en defraudar a los demás, también a ellos. Además, la gestión de las emociones, especialmente las más desagradables, era un gran tema tabú en su casa, una especie de secreto generacional destinado a ser reprimido en soledad o cohibido a través del silencio.

—Vamos, chaval. Un par de narices y para adelante, que todos hemos tenido problemas. No empieces con historias —dijo su padre al verlo dirigirse a su habitación sin saludar.

De algún modo se habían normalizado los episodios de soledad buscada. La incomprensión y la evitación mutua eran parte de un paisaje desolador que hacía más grande el sufrimiento del joven. En ese momento, no encontraba su lugar ni dentro ni fuera de las fronteras familiares.

Después de una búsqueda por internet y seguir algún consejo de sus amigos, Carlos tomó la decisión y se hizo con el teléfono de una psicóloga de su ciudad. Lleno de vergüenza, con la sensación de dar un salto al vacío, pidió hora para esa misma semana. Al poco de colgar, su madre se asomó a la habitación con mirada cómplice.

—No te sientas mal, hijo. Lo he oído todo y puedes contar con nosotros para lo que haga falta.

—Por favor, no le digas nada a papá —respondió preocupado Carlos.

—Tranquilo, no tiene por qué enterarse.

Dos semanas después, con motivo del cumpleaños de su abuela, fue con sus padres al pueblo. Como de costumbre, a mitad de trayecto tomaría el relevo de su padre para finalizar el recorrido en coche. Lo había hecho muchas veces, pero en esa ocasión no vio el bordillo de la entrada al pueblo y la rueda sufrió un importante reventón.

—¡Cuidado! ¿No tienes ojos? Madre mía, ¡no sabes cuánto vale esto! —exclamó su padre desde el asiento del copiloto.

Con los ojos cargados de lágrimas por la impotencia de la situación, abandonó el vehículo de un portazo y recorrió a pie los escasos metros que lo separaban de la casa de su abuela.

Al llegar, su abuela Carmen lo esperaba con los brazos abiertos, y Carlos sintió un confort momentáneo al dejarse abrazar por ella. Era un lugar seguro para él, su olor le recordaba su infancia. Después subió las escaleras y se encerró en la habitación. Ni siquiera bajó para saludar a sus tíos, a los que no veía desde el año pasado, cuando entraron por la puerta principal de la casa.

Esa tarde pasó muy lenta entre las paredes de aquel antiguo cuarto que había pertenecido a su padre. Entre los rincones familiares que formaban la estancia, Carlos centró su mirada en unos álbumes de fotos en la estantería más cercana a la puerta. Se incorporó para echar un vistazo a las viejas fotografías que siempre le habían dibujado sonrisas nostálgicas de un tiempo no vivido. Con el álbum sobre sus rodillas, tras pasar un par de páginas, encontró un pequeño cuaderno de tapas oscuras, un objeto misterioso que nunca había visto en aquella habitación. Hojeando lo que parecía un diario encontró algunas de las frases más desgarradoras que jamás había leído. «Hoy tampoco tengo ganas de nada, los días pasan, pero no así mi tristeza».

Aquella letra le resultaba conocida, y recorriendo las palabras no había duda de que pertenecía a su padre. Esa persona que tantas veces se había mostrado imperturbable y fría había trasladado su sufrimiento más íntimo a las páginas de aquel cuaderno mal escondido. **Sintió entonces que el dolor escrito y el suyo se abrazaban buscando consuelo.**

—Mamá, ¿has visto al chico? Tenemos que irnos a cenar y no sé dónde se ha metido —preguntó su padre, que acababa de llegar del mecánico.

—¿Carlos? No te preocupes, debe de estar mirando fotos como hace siempre —respondió Carmen con una sonrisa enigmática.

Al día siguiente, después de cenar en familia y en un clima

de cierta armonía, padre e hijo encontraron un momento para hablar.

—Sé que estos días han sido difíciles para ti. He hablado con la yaya y me lo ha explicado.

—¿Te lo ha explicado? ¿Te refieres al diario?

—Sí. Supongo que nunca he sido del todo transparente contigo. Ya sabes que a veces hay que hacer de tripas corazón.

—¿De tripas corazón, papá? Corazón solo tenemos uno y no podemos vivir de espaldas a sus emociones.

—No sé qué decirte. En mi época todo era distinto.

—Pues aprovecha, ahora todo es más sencillo...

Después de la sinceridad de la conversación y de la inesperada trascendencia del viaje, la familia prometió trabajar su empatía para encontrarse emocionalmente y apostar así por la confianza familiar para **evitar que al dolor del malestar se le sumara el de la incomprensión.**

Semanas más tarde, Carlos llamó a su psicóloga para cambiar una cita. Llevaba bastantes sesiones y notaba una mejoría evidente.

—Debe de haber un error. La cita que quiere cambiar la tiene para este viernes —comentó extrañada la recepcionista del centro.

—¿Este viernes? Sí, debe de ser un error porque yo los viernes nunca puedo.

—Espere un segundo. Usted es Carlos Sánchez, ¿verdad?

—Sí, correcto.

—Ya sé que ha pasado, tenemos dos Carlos Sánchez. Carlos Sánchez Salamanca y Carlos Sánchez Alonso. Por el número de teléfono desde el que me llama, usted tiene que ser el segundo y, en efecto, tenía la cita para el jueves. Se la cambio sin problema para la semana que viene. Qué coincidencia, nunca nos había ocurrido, lamento la confusión.

—No se preocupe. Son cosas que pasan, los tiempos cambian —respondió el joven mientras una lágrima se escurría por su rostro.

Carlos sintió una sensación de alivio y confort cuando se dio cuenta de que su padre había podido vencer los estigmas marcados por generaciones y pedir ayuda.

CREENCIAS LIMITANTES

Es mejor ~~mostrarme siempre alegre~~
(expresar mis emociones)

La tristeza es ~~para débiles~~
(una emoción necesaria)

Las emociones son mis ~~enemigas~~
(aliadas)

~~No puedo hacer nada~~ con lo que siento
(Puedo decidir qué hacer)

Las emociones son ~~duraderas~~
(pasajeras)

LAS EMOCIONES: SIENTO, LUEGO EXISTO

Durante generaciones, la salud mental y las emociones han sido un gran tema tabú, algo que había que ocultar o inhibir y encerrar en una caja con llave como si de la de Pandora se tratara. El mito de la caja de Pandora cuenta que el dios Zeus obsequió a esta como regalo de boda una caja con indicaciones de no abrirla jamás. Pero Pandora, llevada por su infinita curiosidad, no supo contenerse y lo hizo, dando pie a que se desperdigaran todos los males del mundo. Cuando consiguió cerrarla, solo quedó dentro una cosa: la esperanza.

En nuestro caso, cuando decidimos abrir la caja, de ella sale todo aquello que durante años estuvo reprimido (emociones, sentimientos...), y no sabemos qué hacer con ello. Por fortuna, queda la esperanza. La esperanza que nos da espacio para honrar y escuchar todas estas emociones y construir así una vida en equilibrio.

Amamos la música, el cine, el teatro, el baile porque nos hacen sentir. Si no nos permitimos sentir, podemos no llegar a conectar con el sufrimiento o a evitarlo incluso, y nos alejamos de muchas de las cosas que dan sentido a nuestra experiencia y, por tanto, nos generan felicidad. Si no sentimos, no notamos nada, ni lo malo ni lo bueno.

La palabra «emoción» procede del latín *emovere*, que significa «moverse». Las emociones nos mueven, nos sacan del estado en el que nos encontramos. Son de corta duración, al contrario de lo que se suele pensar. No existen emociones positivas y negativas como tal, sino emociones agradables, como la alegría o la sorpresa, y desagradables, como el miedo o la tristeza. Todas ellas las necesitamos para sobrevivir, y cumplen una función crucial en nuestra vida. Son un indicador que nos da información del exterior. ¿Te imaginas no sentir nunca miedo o tristeza? ¿Cómo sabríamos entonces cuándo estamos en peligro o cuándo algo ha sido importante para nosotros?

No podemos elegir conscientemente lo que sentimos, pero sí qué hacer con ello. El psicólogo americano y profesor de la Universidad de California Paul Ekman fue pionero en el estudio de las emociones. En 1972 definió seis emociones básicas: miedo, ira, tristeza, alegría, asco y sorpresa.

- **Miedo.** Aparece ante un peligro o una amenaza y nos ayuda a protegernos de él y mantenernos a salvo.
- **Ira.** Aparece ante una injusticia o ante la percepción de una ofensa hacia nosotros. Nos ayuda a defendernos frente a posibles daños, a decir no y poner límites.
- **Tristeza.** Aparece ante una pérdida y nos ayuda a asimilarla. Nos proporciona tiempo, así como la capacidad de que otras personas nos vean vulnerables y se acerquen a nosotros.
- **Alegría.** Aparece ante algo satisfactorio. Nos ayuda a expandirnos y nos proporciona energía para conseguir nuestros objetivos o para mantenerlos.
- **Asco.** Aparece ante algo nocivo y nos ayuda a alejarnos de aquello que puede ser tóxico o dañino para nosotros.
- **Sorpresa.** Aparece ante algo inesperado y su función es ayu-

darnos a asimilar lo que acaba de ocurrir. Nos prepara y dirige para dar una respuesta.

Teniendo presente lo importantes que son para nuestra vida, ¿por qué a veces sentimos que las emociones nos abruman o que nos molestan? Cuando no las expresamos, las reprimimos o nos dejamos llevar por ellas, como si no pudiéramos hacer nada para gestionarlas, pueden llegar a generar un malestar elevado. Como vemos en la historia de Carlos, la emoción que según las creencias de su familia estaba «prohibida» era la tristeza. Carlos no sabía qué hacer con ella porque no tuvo ejemplo alguno. Se criticaba duramente por sentirla (en realidad, esa voz crítica interna era la de su padre), en vez de pedir ayuda o consuelo. Tanto padre como hijo invalidaban esa emoción. Pero ¿qué es invalidar? Invalidar una emoción es negarla, no reconocer ni aceptar su existencia; es juzgarla, minimizarla y no darnos permiso para sentirla. Esta invalidación puede venir de fuera o de dentro. Por ejemplo:

<u>A mí mismo:</u>

- **Validar:** «Estoy sintiendo rabia, es normal y está bien, ya que esto me parece injusto».
- Invalidar: «No tengo que sentir rabia, debería callarme para que no se molesten».
- **Validar:** «Estoy triste, lo acepto y me permito experimentarlo».
- Invalidar: «No debería estar tan triste, soy una persona débil».

<u>A otros:</u>

- **Validar:** «Entiendo que te sientas así, estoy aquí para lo que necesites».

- Invalidar: «Estás exagerando, no es para tanto».
- **Validar**: «Lo que sientes es importante. Te escucho».
- Invalidar: «Tienes que ser más fuerte».

En terapia, muchas personas piden perdón por llorar. Por supuesto, no hay nada que perdonar. Llorar es una expresión saludable y necesaria de la tristeza, así como de otras emociones. **No tenemos que pedir perdón por sentir.** Las emociones van a formar parte de nuestra vida siempre, por tanto, es necesario aprender a convivir con ellas y acercarnos a lo que llamamos madurez emocional. La madurez emocional es poder responder a nuestras emociones sin dar una respuesta instintiva o automática en un contexto que no lo requiere. Por ejemplo, existen respuestas adaptativas como correr al sentir que nos persigue un tigre. Esta sería una respuesta instintiva. Sin embargo, no sería adaptativa si respondo del mismo modo ante la inexistencia de un peligro. La madurez emocional en relación con el miedo sería poder pedir ayuda en vez de huir; en relación con la tristeza, poder pedir consuelo en vez de aislarnos; con la felicidad, compartirla, y con la rabia, poner límites en lugar de atacar.[9]

A la pregunta «¿cómo te sientes?», solemos responder de forma automática «bien». Esta palabra no es una emoción, por tanto, no nos da información. En psicoterapia muchas veces la pregunta que le sigue es: «¿Qué es bien?». Para poder responder a ella utilizo un recurso muy útil: la rueda de las emociones, desarrollada por el psicólogo Robert Plutchik. Es una rueda que nos enseña vocabulario emocional, a poner nombre y a identificar aquello que sentimos, el primer paso para toda gestión emocional. ¿Qué emociones puede encerrar la palabra «bien»? Alegre,

---

9 - Ana Gimeno-Bayón, *Comprendiendo cómo somos. Dimensiones de la personalidad*, Bilbao, Desclée De Brouwer, 1996.

optimista, poderoso, aceptado, orgulloso, interesado, liberado, entretenido, seguro, satisfecho, abierto, eufórico, importante, curioso... ¿Qué emociones pueden encerrar la palabra «mal»? Desesperado, deprimido, solo, aburrido, vacío, culpable, vulnerable, indiferente, ignorado, avergonzado, arrepentido, desamparado...

DISTORSIONES COGNITIVAS

Aaron Beck[10] definió las distorsiones cognitivas como errores del procesamiento de la información. Son pensamientos automáticos que carecen de pruebas objetivas para afirmarlos y que nos generan malestar. Algunas de las distorsiones más comunes son:

- **Interferencia arbitraria.** Conclusiones que elaboramos sin pruebas suficientes que las apoyen o incluso teniendo pruebas que afirmen lo contrario. Por ejemplo: «Siento una presión en el pecho, seguro que es un infarto, voy a morir».
- **Abstracción selectiva.** Ante una situación, filtramos y concluimos solo a través de los aspectos negativos, ignorado el resto. Es similar a tener una visión de túnel. Por ejemplo: «Me lo habría pasado bien en la fiesta de no ser porque se me cayó la bebida al suelo».
- **Sobregeneralización.** Conclusiones generales a partir de un hecho en particular. Por ejemplo: «Me ha ido mal en este examen, voy a suspender todos los que me quedan».
- **Pensamiento dicotómico o polarización.** Catalogar lo que ocurre en términos de todo o nada, blanco o negro. Por ejemplo: «Siempre igual, todo me sale mal».

---

10 - Aaron T. Beck, John Rush, Brian F. Shaw y Gary Emery, *Terapia cognitiva de la depresión*, Bilbao, Desclée De Brouwer, 1983.

- **Pensamiento catastrófico.** Dejarnos llevar por el peor escenario sin prestar atención a los más probables. Por ejemplo: «Si voy en avión, tendré un accidente».
- **Personalización.** Considerar que la actitud de los demás y lo que pasa en nuestro entorno está causado por nosotros mismos. Por ejemplo: «Mi compañera no me ha sonreído, seguro que he hecho algo mal».
- **Debería.** Entender lo que hacemos en términos de obligación. Por ejemplo: «Debo ir al colegio y además tengo que ser muy puntual».
- **Dejar de lado lo positivo.** Considerar que lo que logramos o nuestros esfuerzos no valen nada ni tienen ningún mérito. Por ejemplo: «He conseguido este trabajo, pero ha sido solo suerte».
- **Razonamiento emocional.** Considerar que lo que sentimos es una prueba para explicar una realidad. Por ejemplo: «Siento vergüenza, esto significa que lo he hecho muy mal».
- **Catalogar.** Etiquetar de forma global a las personas, a uno mismo o cualquier situación. Por ejemplo: «Todas las personas son malas. No he de fiarme de nadie».
- **Lectura de pensamiento.** Creer que podemos saber lo que piensan o sienten otras personas, sin tener ninguna evidencia. Por ejemplo: «Mi amigo me ha anulado el plan, piensa que no soy interesante».

EJERCICIOS

EJERCICIO 1

Un recurso para empezar a acercarnos a esa emoción, inhibida por mucho tiempo, es dirigirnos a ella directamente a través de una carta. Pongo un ejemplo:

Querida tristeza:

Me recuerdas a la lluvia: los coches van más lentos, puedo darme un resbalón, el tren llega con retraso, los planes se anulan, mi pelo está hecho un desastre. Me recuerdas que soy vulnerable, que está bien parar un rato y que no tengo que hacerlo todo hoy. Así como el agua hace florecer el paisaje, tus lágrimas riegan mi bienestar.

Perdona por esconderte, evitarte y rechazarte, por echar a correr cuando oigo tus pasos. Entiende nuestra incomprensión, nadie quiere estar triste, piensa que no siempre es fácil asociar tu incomodidad al crecimiento.

*Ahora sé que te necesito. Vienes a decirme que te escuche, que algo importante ha cambiado en mi vida y que merece mi atención. **Sé que nadie me comprende como tú,** que me acompañarás en algunos tramos de este viaje y que yo te daré la mano hasta que te bajes en la siguiente estación. Querida tristeza, hoy me apetece salir sin paraguas.*

Gracias,

Sara

EJERCICIO 2

Otro ejercicio basado en la psicología cognitiva-conductual, útil para identificar pensamientos automáticos y transformarlos, es completar un registro. Existe una relación clara entre lo que pensamos y lo que sentimos. Si somos capaces de transformar el pensamiento automático, fruto de una situación desagradable, en otro más realista y objetivo, la intensidad de nuestra emoción (valorándola del 0 al 100) disminuirá. Sirva el ejemplo de nuestro protagonista Carlos:

Situación	Pensamiento automático	Emoción	Conducta
Mi jefe se ha disgustado conmigo porque se me ha caído el televisor.	No sé hacer nada bien, es normal que se enfaden conmigo, no sirvo para esto.	Tristeza (100 %)	Llego a casa y me voy directo a mi habitación sin saludar a nadie. Me quedo allí aislado hasta la hora de cenar.

Situación	Pensamiento alternativo	Emoción	Conducta
Mi jefe se ha disgustado conmigo porque se me ha caído el televisor.	Se me ha caído la televisión, es normal, llevo días que no estoy bien. Puedo hablar con alguien sobre lo que me está pasando.	Tristeza (60 %)	Llego a casa, saludo a mis padres y me voy a mi habitación, allí me permito llorar y después salgo a dar un paseo para despejarme.

Observemos que el pensamiento alternativo ha conseguido que la emoción baje un 40% su intensidad y, por tanto, que también cambie nuestra conducta posterior eligiendo un comportamiento más favorable para nosotros, como salir a dar un paseo en vez de aislarnos en la habitación. Este esquema lo podemos aplicar en cualquier situación que nos haya producido malestar. Nos ayuda a identificar qué situaciones nos generan malestar, qué creencias hay detrás de nuestros pensamientos automáticos y, finalmente, si nuestras acciones posteriores nos favorecen o si, por el contrario, mantienen la intensidad de la emoción.

EJERCICIO 3

Preguntas para reflexionar:

- ¿Cómo te sientes hoy? Busca un adjetivo con el que te identifiques.
  - ....
  - ....
  - ....

- ¿En qué momentos sueles sentirte así?
  - ....
  - ....
  - ....

- Si tuvieras que ubicar esa emoción en algún lugar de tu cuerpo, ¿cuál sería?
  - ....
  - ....
  - ....

- ¿Cuál es la emoción que más te cuesta gestionar? ¿Crees que tienes alguna emoción «prohibida»?
  - ....
  - ....
  - ....

- ¿Existe alguna emoción en el ámbito de tu familia que se haya etiquetado como negativa?
  - ....
  - ....
  - ....

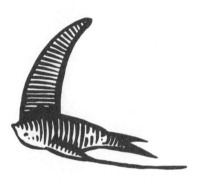

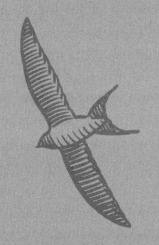
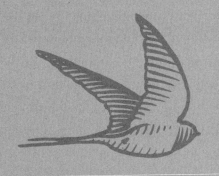

LAS RELACIONES DE PAREJA

El amor solo comienza a desarrollarse
cuando amamos a quienes no necesitamos
para nuestros fines personales.

ERICH FROMM

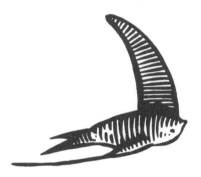

MARÍA Y JOSÉ: UNA PAREJA DE PELÍCULA

María y José se disponen a ver una película:

«¡No te preocupes, salta! Aterrizarás en mis brazos y estos amortiguarán tu caída —pronunció una voz masculina en mitad del campo de batalla».

«No me cabe duda. Esos músculos cincelados por los dioses serían capaces de mantener a salvo a cualquiera —respondió la bella hija de un rey».

«Coge impulso y salta. Confía en mí —insistió el héroe».

«¡Allá voy! ¡No me falles! —respondió la princesa, justo antes de arrojarse al otro lado del acantilado y ser rescatada».

«¡Lo logramos! ¡Por fin juntos! No solo hemos ganado la guerra, también ha vencido nuestro amor —sentenció de forma épica el caballero».

—Bueno. Y voy yo y me lo creo —dijo José desde el sofá, después de apagar el televisor.

—Otra vez, siempre dices lo mismo. ¿Ya no se puede ver contigo una película? —respondía María indignada desde el sillón.

—Es que no entiendo cómo puedes seguir una historia así. Si se supone que el amor y las parejas son de esa manera, basta con mirarnos a nosotros para ver lo lejos que estamos. No somos capaces de decidir adónde vamos de vacaciones, como para salvar un reino. Estos artistas se olvidan de que al otro lado de la pantalla las cosas son un poco más amargas.

—¿En serio vas a sacar ahora el temita de las vacaciones? Mira, siempre viendo el lado negativo. Prefiero irme a la cama, mañana hablamos —respondió María con pesar.

Y ambos abandonaron el salón para irse a dormir.

Esa noche, José se miró más de lo habitual al espejo. Vio que su aspecto físico lucía bastante menos atractivo que el del actor de la película. Observó sus brazos y se preguntó si serían lo bastante fuertes para salvar a su mujer. A pesar de haber criticado la película, las dudas inundaron su mente. Se lavó los dientes y se tumbó con sigilo junto a María.

Ella tampoco dormía, llevaba rato pensando en si José tenía razón o no. Dudaba sobre si aquella historia televisada estaba tan alejada de las relaciones normales o si era la suya la que se alejaba del amor ideal. También se preguntaba si su belleza e ingenio se aproximaban a los de la princesa de la historia.

Desde luego, la pareja acabó el día convencida de que su cuento no era precisamente de hadas.

Por la mañana, empujados por la inercia de la rutina, desayunaron con prisas y se lanzaron algún reproche:

—¿Me pasas el café? —pidió desganada María.

—Sí, toma. ¿Al final le has dado una vuelta al tema de las vacaciones? —preguntó José, que se incorporó rápidamente.

—Pues la verdad es que no, no he tenido una noche muy tranquila.

—¡Lo sabía! Tendremos que decidirlo una semana antes, cuando ya no queden vuelos ni hoteles y cuando los precios estén por las nubes.

—Bueno, ¿ahora te vas a poner así? No sé, si quieres esta noche cerramos el tema. Pedimos cena, compro una botellita de vino y miramos las opciones, ¿te parece?

—Está bien. Ya compro yo el vino, pero no tengo claro que sea tan fácil solucionar en una noche un problema que llevamos meses arrastrando.

—¿Te refieres a las vacaciones?

—Sí, supongo.

Ambos salieron juntos de casa hasta tomar rumbo a sus respectivos trabajos. José aparcó la moto donde siempre y subió a la oficina. Sus pasos parecían pesar más de lo normal. No terminaba de digerir bien la discusión de la noche anterior. No había un centímetro de su cuerpo que no se comparara con el protagonista. Empezaba a convencerse de que María quizá se merecía un líder, alguien con la fortaleza y determinación necesarias. El asunto de las vacaciones tan solo era un ejemplo de lo mucho que le costaba tomar decisiones. Estaba enamorado y sentía que su pareja también, pero últimamente discutían mucho por todo y tenían que esforzarse más para encontrarse. Lejos quedaban aquellos años de pasión y efervescencia; sin duda ahora se encontraban en otra dimensión. Ante esa situación lo inundaba la impotencia y la nostalgia.

María, por su parte, subió la persiana de su pequeño negocio con menos ímpetu que de costumbre. También sentía aún el sabor amargo de la cena, de aquella trama tan perfecta que aparentemente no protagonizaban. Ella se había imaginado siempre en una relación ideal, de otra época, pero sabía que no era la hija de un rey y que no había sido educada por los mayores filósofos del reino. En el fondo, era plenamente consciente de que la belleza no era el aspecto más importante y que no debía ser rescatada por nadie. Recordó con emoción los primeros veranos en pareja con José, aquella etapa inicial sin defectos y en la que cada palabra enamoraba más que la anterior. Seguía enamorada y quería continuar viviendo su relación con esa misma intensidad. Quizá justo ese era el motivo por el que daba una especial importancia a las vacaciones.

Llegaron a casa casi a la vez y en cuanto se desprendieron del disfraz de la rutina entraron en el comedor. Las miradas esquivas se fueron tornando en rápidas sonrisas cómplices cuando José sacó de una bolsa de cartón una botella de vino rosado. Con la solemnidad y destreza de un veterano sumiller destapó el caldo.

—¿Ese vino, no decías que ya no lo vendían? —preguntó extrañada María.

—Pues mira, parece que todavía se puede encontrar.

—Es el mismo que pedimos la primera vez que cenamos juntos. La primera cita sería, vaya.

—Sí, en aquel restaurante italiano tan bonito. ¡Menudos nervios! La verdad es que fue mucho mejor de lo que pensaba.

—Pues sí, no salió tan mal.

—¿La cita o sus consecuencias? —cuestionó José con sorna.

—La cita fue casi perfecta, ideal. La relación ya es otra cosa.

—Lo que vino después fue aún más real y vamos a brindar por ello.

Ambos llenaron sus copas y las chocaron sin demasiada convicción, todavía quedaban heridas de la noche anterior. Pero en el fondo estaban valorando mucho el esfuerzo para solucionar las cosas y aproximarse el uno al otro.

—Antes nos poníamos de acuerdo en todo, sin problemas, y ahora no somos capaces de organizar unas simples vacaciones.

—Tampoco queda tanto por organizar, ¿no?

—¿Cómo? ¡Si no tenemos claro ni el destino!

—Perdona, puede que no tenga claro el lugar, pero sí el destino. **Mi destino es volver a compartir un verano más contigo.**

La frase de José desarmó por completo a María, que incluso tuvo que esconder la mirada. Emocionados dejaron a un lado las corazas y se cogieron de la mano.

—Quiero pedirte perdón. Siento no poder darte una vida de película.

—No lo sientas, te pido que no lo hagas. Acabamos de brindar por una relación real, sin guiones, cámaras ni efectos especiales.

—¿Aunque no sea una historia perfecta?

—Precisamente por eso es real. ¿No crees?

Así comprendieron que las relaciones se transforman y que las etapas que podrían parecer más aburridas o menos festivas eran las más importantes y sinceras. Poco a poco se fueron abriendo y recordaron multitud de anécdotas. María se murió de risa cuando José le preguntó si sus brazos serían capaces de salvarla de un acantilado.

Mientras llegaba la cena que habían pedido y se llenaban la penúltima copa de vino rosado, una voz del televisor anunciaba que el actor de la película del día anterior acababa de divorciarse por tercera vez.

CREENCIAS LIMITANTES

El amor puede ~~con todo~~
(transformarse)

Nuestra relación es ~~ideal~~
(real)

Te amo de manera ~~incondicional~~
(consciente)

Nuestro amor es ~~perfecto~~
(libre)

Las relaciones de pareja son ~~para siempre~~
(una elección)

UNA VIDA EN PLURAL

EL AMOR

Recuerdo la primera vez que me preguntaron sobre el amor. Automáticamente me vino a la mente la palabra «vida». Cuando pienso en el amor, pienso en la vida. Es su secreto, la causa y consecuencia. Compartir la vida con alguien que amas es una elección mutua, diaria, consciente y libre. Muchos de nosotros hemos crecido con la idea del amor romántico. Un amor en el que prima la incondicionalidad, el deseo, la devoción, la idealización y la idea de que todo lo puede. Perseguimos la ilusión de una relación perfecta, perdiendo de vista lo que en realidad nos hará sentirnos afortunados: una relación sana.

¿QUÉ ES UNA RELACIÓN SANA?

Una relación sana es como una luz de **dos velas, una al lado de la otra, que se van fundiendo juntas a medida que pasa el tiempo, pero que no dejan de brillar individualmente**. Para aproximarnos a este tipo de relaciones es relevante tener en cuenta que están libres de creencias limitantes. El amor ha estado rodeado de creencias que hoy en día perduran en nuestra sociedad. Es importante desmontarlas para que no nos condicionen en nuestras relaciones y en nosotros mismos.

Creencias limitantes	Creencias racionales
El amor todo lo puede.	El amor es necesario, pero no suficiente. Es importante que existan otros componentes como respeto, comunicación, seguridad, confianza, límites... El amor no lo justifica todo.
Mi pareja tiene que satisfacer todas mis necesidades.	Existen necesidades emocionales que se generan en pareja; sin embargo, hay otras que solo me corresponde a mí cubrirlas.
Si discutimos, significa que no nos queremos.	Discutir no es pelear. Debatir y conversar sobre nuestras diferencias es necesario para el buen funcionamiento de la pareja.
Siempre tengo que estar disponible para mi pareja.	La autonomía en una relación es fundamental. También necesito estar disponible para mí y para otras personas de mi vida.
Tenemos que estar de acuerdo en todo.	Somos personas diferentes que piensan diferente, no es realista coincidir en todo.
Sin mi pareja no podría ser feliz.	Si lo dejara con mi pareja, me dolería y pasaría un duelo, pero podría volver a ser feliz a pesar de su ausencia.
Tenemos que compartir todo nuestro ocio, aunque tengamos gustos diferentes.	No es necesario compartirlo todo para sentir armonía en la relación.
Si ya no sentimos deseo, significa que la relación ha terminado.	El deseo tiende a disminuir con el tiempo, pero se puede recuperar trabajando en ello.
Tengo que ser totalmente independiente.	Existe un grado de dependencia que es sana. Somos seres sociales que nos necesitamos.
Estar en una relación es estar feliz siempre.	Estar en una relación es pasar por muchas fases y no todas serán cómodas de transitar.
Estar soltero es un fracaso absoluto.	La situación sentimental es una característica más, no me define como persona.

Creencias limitantes	Creencias racionales
Debería hacer todo por mi relación.	Si doy todo, me quedo con nada. En una relación son necesarios los límites.
No podría soportar que la relación se terminase.	Una ruptura implica un proceso de duelo que es superable y acaba con la aceptación.
Es preferible callar lo que pienso a discutir.	La comunicación evita malentendidos y suposiciones, y da paso a acuerdos.
Si me atrae otra persona, significa que ya no estoy enamorado.	Es natural que en alguna ocasión pueda sentirse atracción por otra persona y eso no está relacionado con el amor que tengo por mi pareja.
Los celos son una señal de amor.	Los celos son una respuesta al temor a perder algo. Si estos son limitantes, puedo verlos como una emoción más que debo gestionar y tratar.
Mi pareja debería saber lo que estoy pensando.	Mi pareja no me puede leer la mente, esto es una distorsión cognitiva. Voy a expresar lo que necesito.

FASES DE UNA RELACIÓN

Las relaciones transitan por fases durante las que los años pasan, la pareja crece y los retos cambian. La flexibilidad y la adaptación serán clave para sincronizarlas todas. Cuando conocemos a alguien que nos gusta, el cerebro segrega dopamina y sentimos esas «mariposas en el estómago» que todos reconocemos. En ese momento, la objetividad queda en segundo plano para dar lugar a la idealización, el deseo y la atracción sexual. Con esas hormonas disparadas en nuestro cuerpo, la concentración cae y lo que más deseamos es compartir la mayor parte del tiempo con nuestra pareja. A medida que pasa el tiempo, la intensidad y la idealización disminuyen y entramos en un espacio de comprensión y conocimiento más completo de la pareja. Asimismo, se llevan a cabo nuevas actividades conjuntas, descubrimos los gustos del otro y realizamos proyectos en común. Si finalmente decidimos convivir, compartimos las obligaciones y las realidades de cada uno. Aparece entonces la rutina, que muchas veces puede ser amarga, molesta, repetitiva, frustrante, pero que con perspectiva puede resultar enriquecedora, entretenida y llena de alicientes. La racionalidad y la reflexión pueden llegar a representar una protección muy grande frente a ella. En todas estas etapas, la comunicación es esencial. Comunicarnos sin reproches, escuchando activamente a la otra persona, sin criticar ni personalizar y recordando que lo más importante es que no discutimos para ganar, sino para llegar a entendernos.

TEORÍA TRIANGULAR DEL AMOR

El psicólogo Robert J. Sternberg[11] propone la teoría triangular del amor. Según esta teoría, el amor está compuesto por tres elementos: pasión, intimidad y compromiso. Cada elemento constituye la punta de un triángulo, los tres se consideran igual de relevantes y, si bien cada uno de ellos es diferente, se complementan.

1. **Pasión.** Hace referencia al deseo, la atracción física, la satisfacción de las propias necesidades. Es el elemento más inconstante y oscilante, que puede ir disminuyendo con el tiempo, de ahí que sea de vital importancia cuidarlo.

   También podemos sentir pasión cuando encontramos a una persona que consideramos que puede satisfacer alguna de nuestras necesidades, por ejemplo, si sentimos que nos falta atención, puedo sentir pasión por alguien que me la presta mucho o si necesito estructura en mi vida, puedo sentir pasión por alguien que la organiza.

---

11 - Robert J. Sternberg, *El triángulo del amor: intimidad, pasión y compromiso*, Barcelona, Paidós Ibérica, 1988.

2. **Intimidad.** Este elemento se crea paulatinamente. Engloba la comunicación, el respeto, el cariño, el entendimiento, la comprensión, el apoyo, la confianza, la seguridad, el compromiso, la constancia y la aceptación del otro. Es la sensación de serenidad y apertura emocional que nos permite expresarnos ante alguien que sabemos que no nos hará daño ni usará nada en nuestra contra. Este elemento es más difícil de desarrollar y conlleva más tiempo de dedicación. Tal como comenta Sternberg, «para intimar con alguien es necesario derribar los muros que los separan». Esto se vuelve más complejo cuando sentimos miedo a que nos hagan daño y evitamos el contacto como mecanismo de defensa.
3. **Compromiso.** Este elemento tiene que ver con la decisión diaria de querer estar con una persona a largo plazo. Con la decisión de mantener ese amor, tener proyectos en común y remar en la misma dirección. Es lo que muchos expresamos como «elegirnos cada día». Este elemento nos ayuda a atravesar las crisis gracias a nuestra voluntad y decisión. También es significativo coincidir en la definición de compromiso y ver que sea la misma para ambos.

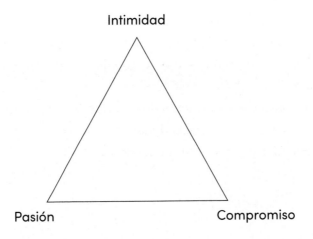

La importancia que demos a cada elemento variará dependiendo del tipo de relación que tengamos. La intimidad puede estar presente en muchos de nuestros vínculos, con amigos o familiares, por ejemplo, así como el elemento del compromiso, pero la pasión se limita a las relaciones de amor.

- Si solo existe intimidad, pero no hay pasión ni compromiso, se trata únicamente de **cariño**.
- Si solo existe pasión, hablamos de **amor fatuo o apasionado**. Sentimos atracción, pero sin compromiso ni intimidad. Este caso suele ser más visible por parte del entorno.
- Si solo existe compromiso y nada más, hablamos de **amor vacío**. Es el caso de los matrimonios de larga duración que siguen juntos por algún tipo de promesa. En estos casos, la vida se siente vacía.
- Si solo existe intimidad y pasión, hablamos de **amor romántico**, de un amor sin compromiso.
- Si solo existe intimidad y compromiso, hablamos de **amor y compañerismo**. Por ejemplo, con nuestros mejores amigos, sentimos intimidad y podemos tener la voluntad de seguir siéndolo a largo plazo.
- Si existe pasión y compromiso, pero no intimidad, es **amor vano**. Se trata de relaciones en las que hay atracción y voluntad de estar juntos, pero como no existe conexión emocional, pueden acabarse rápido.
- Si están presentes la intimidad, la pasión y el compromiso, tenemos el amor **consumado**. Es la combinación de los tres elementos en la misma proporción.

EJERCICIOS

EJERCICIO 1

Como vemos, las relaciones pasan por muchas fases e implican un cuidado mutuo si nuestra intención es que el vínculo perdure en el tiempo. Para ello, os comparto dos técnicas que os pueden ayudar:

La caja de los deseos

Cada miembro de la pareja escribe en papelitos de diferentes colores para distinguirlos bien un conjunto de deseos que le gustaría que el otro cumpliese y los guarda en una caja que se deja en un sitio visible. A lo largo de las semanas, cuando haya ganas de llevar alguno a cabo, se coge un papelito al azar y se pone en práctica. Pueden ser cosas sencillas o cosas más complejas: volver a ver un atardecer juntos, una cena romántica, recibir más abrazos.

Preparar un listado de actividades agradables

Se trata de escribir una lista de actividades de ocio que nos apetezca hacer juntos, como ir al teatro, cocinar una tarta, hacer una escapada de fin de semana, ver una película juntos. Cada miembro puede hacer su propia lista y luego se intercambia. Esto nos ayuda a salir de la rutina y a generar nuevas experiencias.

EJERCICIO 2

En la siguiente tabla hay una lista de pensamientos que corresponden a diferentes distorsiones cognitivas. ¿Podrías identificar cuáles son y apuntarlas en la columna de la derecha?

Pensamiento automático	Distorsión cognitiva
Mi pareja no me ha sonreído cuando ha llegado a casa, seguro que está enfadado conmigo.	
No se puede confiar en nadie, son todos iguales.	
Siempre estos malentendidos, nunca aprenderé a discutir.	
Si le digo lo que pienso, seguro que me deja de hablar para siempre.	

EJERCICIO 3

Preguntas para reflexionar:

- ¿Tienes alguna creencia que te limita a la hora de estar en pareja o de buscarla?
  - ....
  - ....
  - ....

- ¿Cómo demuestras a otra persona que la quieres? ¿Mediante palabras de afirmación, contacto físico, detalles, regalos, actos de servicio...?
  - ....
  - ....
  - ....

- ¿Cómo ha sido la relación de amor entre tus padres?
  - ....
  - ....
  - ....

- ¿Qué cosas NO estás dispuesto a negociar en una relación (mis innegociables) y qué cosas estás dispuesto a negociar (mis negociables) en una relación?
  - ....
  - ....
  - ....

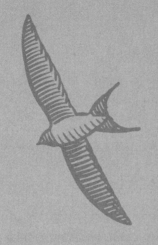
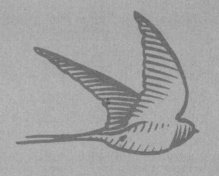

EL DUELO

El duelo es simplemente amor
que no tiene lugar adonde ir.

JAIME ANDERSON

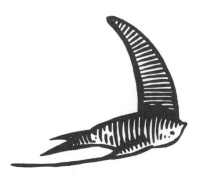

UN OCÉANO SIN TI

De entre todos los pueblos hermosos, lucen un poco más orgullosos aquellos bañados por el mar. Sus azules horizontes parecen capaces de orientar tus decisiones. Eso mismo pensaba Marina, con su mirada perdida en cada ola. Podía sentirse en casa tan solo pisando la arena al caminar, pero también soñaba con encontrar más atardeceres en nuevos lugares por descubrir.

Al regresar a casa se fue a dormir sin lavarse los dientes. No tuvo fuerzas para limpiar de sus ojos el rastro desdibujado del maquillaje. Tampoco recordó poner a cargar el teléfono móvil. Utilizó su último esfuerzo buscando consuelo en una cama mucho más cómoda que la del hospital. No hacía ni veinticuatro horas de la noticia, de aquella fría conversación en la unidad de cuidados intensivos. De aquel abrazo tan largo en el que no quería dejar escapar el alma de su abuela Martina. Un accidente vascular seguido de una eterna semana de ingreso se llevó a la madre de su madre. Aquella densa niebla le arrancó a Marina el último pedazo de su inocencia.

Se despertó al notar la luz del sol reflejada en su cara. A sus diecinueve años no había tenido aún relación con la muerte, era la primera vez que perdía a alguien cercano. Improvisó su atuendo y se dirigió a la cafetería. Había quedado allí con su madre para desayunar. Entre aquellas anécdotas, recuerdos y confesiones, una suerte de testigo pasaba a la siguiente generación. Su madre, muy entera, le recomendó sacar todos sus sentimientos de alguna manera.

—Siempre te gustó escribir. A la abuela le gustaban tus cartas, ¿te acuerdas de las postales de los veranos?

—Sí, cómo la eché de menos este año en Málaga.

—Te quería mucho. Cada día me preguntaba por ti.

—Intentaré buscar la manera de desahogarme. Quizá le escriba una postal.

—Escribe las que necesites, puedes contar conmigo para lo que quieras —la animó su madre antes de despedirse.

Marina pasó por la tienda de recuerdos turísticos y compró varias postales con motivos marítimos. Su intención era plasmar sus emociones, de puño y letra, mirando al mar, ese mismo que tantos recuerdos guardaba. Esa tarde dejó su mente en blanco, respiró profundamente y comenzó a llenar la primera postal. Palabras apresuradas guiaban su mano sobre el papel. Fueron pasando los días y Marina vivía un torbellino de emociones difíciles de gestionar.

1) NEGACIÓN

Cuesta mucho despedirse de alguien que siento que en cualquier momento puede regresar. No me acostumbro a hablar en pasado, no quiero.

Tengo tantas preguntas que hacerte, tantos consejos que pedirte.

Me dan unas ganas tremendas de llamarte. Me niego a no volver a escuchar tu voz.

Necesito enviarte un mensaje. Solo espero el momento en el que esta pesadilla acabe y regresar una semana atrás. Solo espero que todo vuelva a su lugar.

Los siguientes días pasaron como a cámara lenta. El impacto de la noticia fue dejando paso a una amortiguada realidad que llenaba a Marina de sufrimiento. Trató de no aislarse, quedó con sus amigas, volvió al ritual del café con su madre y visitó a su abuelo tanto como pudo. Pero al volver a casa todo eran preguntas sin respuesta, pedía explicaciones al destino. Un viernes por la tarde, al salir de la facultad, frente al muelle de pescadores de su pueblo, sacó su bolígrafo para plasmar el segundo escrito.

2) IRA

Pasan los días, pero no el dolor. Tu recuerdo me sigue acompañando en cada acción, en cada lugar. No entiendo cómo puedes haberte marchado de esta manera, no logro comprender la crueldad de tu pérdida. Siento rabia. Aún tenías mucha guerra que dar, no era tu momento. Me siento tan pequeñita ante esta situación. Es muy duro no poder hacer nada, es muy injusto que no pueda volver a mirarte a los ojos. Ni mamá ni yo nos merecemos esto.

Dejó de ir a clase unos días con el permiso de sus padres. Retomó la terapia con su psicóloga, que había dejado aparcada meses atrás. Hizo deporte, salió a caminar, incluso fue al cine. Pese a tener una actitud difícil con los demás, logró contener un poco su dolor y disfrutó de algunos instantes de bienestar, pero aún faltaba camino por recorrer. Una tarde en la biblioteca de la universidad volvió a encontrar alivio en la escritura:

3) NEGOCIACIÓN

Reconstruyo el día de tu ictus, las semanas anteriores, los últimos meses, cualquier detalle. No dejo de pensar en todo lo que hubiera podido suceder con pequeños cambios. Haberte ayudado más con las tareas domésticas, controlar que tomaras toda la medicación, salir juntas a andar cada tarde por el paseo marítimo. Simplemente haber ido más veces a visitarte, seguro que hay algo más que podría haber hecho por ti. **Me siento instalada en una realidad que quizá no exista, pero en la que tú todavía estás.**

Las siguientes semanas fueron las peores. Nubes negras aparecieron en el cielo de Marina. Asumía poco a poco la situación y eso aumentó su sufrimiento. Sentía que nadie podía entenderla y se ensimismó demasiado. Canceló algunos planes a última hora, lloró a escondidas y pasó jornadas enteras sin salir de la cama. La cruda realidad se imponía con todo su peso, resquebrajando cualquier esperanza. Su abuela no iba a regresar. En uno de esos días en los que se encontraba más hundida pudo reunir algunas fuerzas para visitar su librería preferida. Después de comprarse una novela que llevaba tiempo buscando se tomó un chocolate caliente en el local de al lado. Sin darse cuenta ya estaba escribiendo otra postal.

4) DEPRESIÓN

Hoy las nubes son más oscuras que nunca. La sombra de tu ausencia es tan grande como mi sufrimiento. He discutido más de la cuenta con mamá y no me concentro en las clases de la universidad. La gente me lo nota, es imposible disimular. Solo pienso en que pasen los días deprisa para no sentir tanto. Sé que no volverás, lo asumo, pero te echo mucho de menos. Soy incapaz de sentir alegría en un mundo sin ti.

Tuvieron que pasar algunos meses para que el cielo de Marina volviera a clarear. La llegada del buen tiempo y sobre todo las sesiones de terapia la ayudaron a sentirse bien otra vez. Una nueva serenidad comenzó a abrirse paso en sus pensamientos. Encontró mayor energía y deseo en su estado de ánimo. Regresaron sus planes de marcharse a estudiar fuera el último curso de carrera. Podía hablar del tema con sus amigas y mejoró la relación con sus padres. Sabía que el legado de su abuela viviría mientras fuera recordado por la gente a la que hizo brillar. Esa era su misión, y así lo dejó escrito en su última postal:

5) ACEPTACIÓN

Querida abuela:

Creo que esta es la primera carta que me atrevo a escribirte directamente a ti. Lamento no haberlo hecho antes, pero no estaba preparada. Hoy ya ha pasado un año de tu marcha y nos hemos juntado todos para recordarte. Ha hecho un día precioso y el mar estaba brillante y claro, como más te gustaba. Después de poner unas flores en el cementerio, hemos comido una paella en el paseo marítimo. Resulta inevitable sentarnos a recordar mil historias, chascarrillos, ideas, momentos... No has dejado de ser la protagonista ni un instante. Y por primera vez en mucho tiempo no he sufrido al recordarte, sino que me ha embargado la paz. En parte porque de algún modo he sentido que estabas allí con nosotros. Te he notado en el largo abrazo que se han dado mamá y el abuelo al poner las flores, en el brillo de los ojos de mi padre relatando el primer día que subió a casa y no le querías dejar pasar, en la sonrisa de la prima Sonia cuando recordaba tus bizcochos de nata en todos los cumpleaños y también en cada reflejo del sol en la playa. No es fácil asumir tu marcha, no puedo negar que sin ti la vida sea más difícil para todos, pero tu ejemplo nos ha enseñado a avanzar. **Por ti, por nosotros, por el mar.**

CREENCIAS LIMITANTES

El duelo tiene un tiempo ~~concreto~~
(necesario)

Amor y duelo ~~son lo contrario~~
(van de la mano)

~~Siempre~~ es necesaria la ayuda profesional
(A veces)

Todos los duelos son ~~parecidos~~
(diferentes)

Ayuda a ~~eliminar~~ el dolor
(transformar)

APRENDER CON CADA DUELO

¿QUÉ ES UN DUELO?

La palabra «duelo» proviene del latín *dolus* y significa «dolor». El duelo es un proceso de adaptación ante una pérdida. Cuando hablamos de pérdida hacemos referencia a la privación, daño o carencia de cualquier cosa, persona, objeto, ser, símbolo con el que hayamos creado un vínculo. Atravesar el duelo con todas las emociones que supone (tristeza, soledad, enfado, desesperanza, ansiedad, ira, alivio...) es algo normal, natural y habitual. Estamos acostumbrados a asociar exclusivamente este sentimiento al fallecimiento de un ser querido, pero puede aparecer ante cualquier tipo de pérdida.

En cada etapa de nuestra vida dejamos algo de nosotros, por tanto, ¿cuántos duelos podemos llegar a elaborar? Muchos. No todos se dan con la misma intensidad ni requieren el mismo tiempo para superarse. Solo en algunas ocasiones se necesita acompañamiento o ayuda profesional para poder afrontarlos. Algunas señales que nos indican que necesitamos ayuda son cuando las emociones nos desbordan, sentimos desesperanza y nuestros pensamientos resultan catastróficos o desesperanzadores. Cuando tenemos la sensación de que no podemos afrontar solos la pérdida, de que nuestra vida se ha paralizado y de que, aun con el transcurso del tiempo, los sentimientos se mantienen. Son momentos en los que nuestras creencias chocan con la realidad y nuestros pensamientos se tornan más irracionales debido a la vulnerabilidad que presentamos, en especial durante el primer año. Esta etapa está llena de primeras veces. Por ejemplo, en el caso de una ruptura amorosa: el primer verano sin esa persona, la primera navidad, el primer cumpleaños, la primera fiesta, etcétera, hasta poder adaptarnos emocional e intelectualmente a un entorno en el que la persona no está presente.

No solo elaboramos un duelo cuando el cambio en nuestra vida es negativo. Eventos positivos que aparentemente nos llenan de alegría, como tener un hijo o enamorarnos, también pueden implicar renuncias, por ejemplo, la pérdida de tiempo para uno mismo, de amistades, de seguridad, etcétera.

Algunos ejemplos de duelo:

- muerte de un ser querido
- divorcio
- despido
- nacimiento de un hijo
- emancipación
- comienzo en el colegio
- diagnóstico de una enfermedad
- migración a otro país

- jubilación
- robo
- boda
- finalización de una terapia
- cambio de amistades
- desastre natural
- expectativas no cumplidas
- partida de casa de los hijos

- abuso
- pérdida de dinero
- bullying
- pérdida de libertad
- muerte de una mascota
- aborto
- pérdida de un amigo
- cambios en nuestras creencias o fe

FASES

La psiquiatra Kübler-Ross,[12] a partir del estudio de distintas personas que habían sido diagnosticadas de una enfermedad terminal y con ánimo de ayudarlas a afrontar el trance, estableció cinco fases del duelo. Esta pauta la podemos usar como orientación para cualquier tipo de duelo, teniendo siempre presente que no todos pasamos por las mismas fases ni en el mismo orden.

1. Negación y aislamiento. Supone el momento de la no aceptación de la pérdida, de la negación de la realidad, de la incredulidad y el shock. Lo podemos observar en frases como «No es verdad, no puede ser», «Esto no me está pasando a mí», «Esto no ha sucedido».
2. Ira. Se da como sentimiento y pensamiento de injusticia, rebeldía, queja, necesidad de culpar algo o a alguien. Esta fase se refleja en frases como «¿Por qué todo me pasa siempre a mí?», «¿Qué he hecho mal?».
3. Negociación y pacto. Empezamos a debatir con nosotros mismos sobre lo que está ocurriendo con frases como «¿Qué puedo hacer?».
4. Depresión. Aparecen sentimientos de profunda tristeza. Es una fase importante para expresar nuestro dolor y prepararnos para la aceptación. No podemos aceptar lo que no nos hemos permitido sentir.
5. Aceptación. La realidad ya no nos perturba ni luchamos contra ella. La batalla llega a su fin al aceptar que la vida no tiene que ser tal como nos gustaría.

---

12 - Elisabeth Kübler-Ross, *Sobre la muerte y los moribundos*, Barcelona, Mondadori, 1975.

DUELO VERSUS DEPRESIÓN

Podemos llegar a confundir el duelo con la depresión, ya que ambos tienen síntomas parecidos. La tristeza y la pena están muy presentes, también las alteraciones en los patrones de sueño y alimentación. La mayor diferencia es que en la depresión muchas veces no se identifica una causa evidente del malestar, mientras que en el duelo se identifica una pérdida clara. Si atendemos al manual diagnóstico y estadístico de los trastornos mentales (DSM-5),[13] diferenciamos la depresión del duelo en que, en el segundo, el sentimiento predominante es el vacío, mientras que en la depresión es la incapacidad de sentir felicidad o placer. En el duelo podemos sentir emociones agradables acompañadas de tristeza, por ejemplo, alegría o alivio, mientras que en la depresión el estado de ánimo es más permanente. En el duelo, además, la autoestima no se ve alterada, mientras que en la depresión son frecuentes los sentimientos de inutilidad y el rechazo hacia uno mismo.

¿CÓMO ACOMPAÑAR A ALGUIEN QUE ESTÁ ATRAVESANDO UN DUELO?

Uno de los principales errores que se suele cometer consiste en animar a la persona para que vea el lado bueno de las cosas, una actitud que responde básicamente a nuestra incapacidad para sostener el dolor del otro y a la necesidad urgente que tenemos de que consiga su recuperación. Pero lo cierto es que en la mayoría de las ocasiones este comportamiento se aleja de lo que en realidad necesita esa persona de nosotros. ¿Qué podemos hacer pues?

---

13 - American Psychiatric Association (APA), *Manual diagnóstico y estadístico de los trastornos mentales*, Madrid, Editorial Médica Panamericana, 2013.

- Ofrecer un espacio seguro para que pueda expresarse sin sentirse juzgado.
- Escuchar activamente, sin interrumpir.
- Validar sus emociones, no minimizarlas.
- Preguntar, no suponer: «¿Necesitas ayuda?», «¿Cómo te puedo ayudar?».
- No decirle lo que tiene o no que hacer.
- Estar presentes desde el respeto y el cuidado.
- Evitar frases típicas como «El tiempo lo cura todo» o «Hay muchos peces en el mar».

¿CÓMO SÉ SI YA HE ATRAVESADO EL DUELO?

Cada persona elabora un duelo único y no existe una duración determinada; dependerá de la relación con lo perdido, del contexto, del entorno social, de sus creencias, de los recursos de la persona, de sus características de personalidad, etcétera. Teniendo presente todos estos puntos, podemos decir que ya hemos pasado un duelo cuando:

- **El amor supera al dolor.**
- **Somos capaces de recordar sin que las emociones nos desborden.**
- **Aceptamos la realidad y no batallamos contra ella.**
- **Le damos un significado a la pérdida y la integramos como parte de nuestro relato vital.**
- **Hablamos de ello con objetividad.**
- **Nos descubrimos a nosotros mismos de nuevo.**

EJERCICIOS

EJERCICIO 1

Nuestras creencias y pensamientos automáticos derivados de ellas se vuelven más ilógicos después de una pérdida como consecuencia de la intensidad emocional que conlleva la situación. En la siguiente tabla he incluido algunas creencias habituales propias del duelo por fallecimiento de un ser querido. Prueba a transformar esta creencia en otra más flexible en la columna de la izquierda:

Creencia irracional	Creencia racional
Ejemplo: Jamás volveré a amar.	Ejemplo: Esta persona siempre formará parte de mí, he sentido plenitud a su lado, la recordaré siempre y no me cerraré a la oportunidad de volver a amar.
No voy a poder soportar tanto dolor.	
Mi vida ya no tiene sentido.	
Es injusto que me pase esto a mí.	

EJERCICIO 2

Autocuidado en el duelo

Durante el duelo, es importante cuidarnos desde la autocompasión y atender nuestras propias necesidades. Tengamos en cuenta algunos de los diferentes tipos de autocuidado que existen y apliquémoslos:

Autocuidado emocional

Corresponde a aquellos hábitos que se dirigen a validar nuestras emociones, acompañarlas, aceptarlas y cuidarlas. Por ejemplo: escribir, escuchar música, rodearnos de personas seguras, practicar la respiración consciente, ir a terapia, etcétera.

- ¿Qué crees que puedes hacer para cuidarte emocionalmente?
  - ....
  - ....
  - ....

Autocuidado físico

Engloba el cuidado de nuestro cuerpo, no solo a nivel estético, sino también por salud o placer. Por ejemplo: bailar, hacer ejercicio, descansar, dar paseos, comer alimentos que sean buenos para la salud o que me generan placer y confort, etcétera.

- ¿Qué crees que puedes hacer para cuidarte físicamente?
  - ....
  - ....
  - ....

Autocuidado mental

Son comportamientos que incentivan nuestro aprendizaje, memoria, curiosidad. Por ejemplo: meditar, leer, ver documentales, ir a exposiciones, teatro, etcétera.

- ¿Qué crees que puedes hacer para cuidarte mentalmente?
  - ....
  - ....
  - ....

Autocuidado espiritual

Representa todo aquello que nos conecta con nuestros valores y con lo que de verdad nos importa, con quienes fuimos, somos y queremos ser. Por ejemplo: meditar, ser agradecidos, ayudar desinteresadamente a alguien que se encuentre en una situación similar a la nuestra, etcétera.

- ¿Qué crees que puedes hacer para cuidarte espiritualmente?
  - ....
  - ....
  - ....

EJERCICIO 3

Preguntas para reflexionar:

- ¿Cómo crees que es tu relación con las pérdidas?
  - ....
  - ....
  - ....

- ¿Actualmente estás pasando por un duelo?
  - ....
  - ....
  - ....

Piensa en una pérdida concreta que hayas tenido a lo largo de tu vida y responde:

- ¿Qué te ayudó a afrontarla?
  - ....
  - ....
  - ....

- ¿Aprendiste algo?
  - ....
  - ....
  - ....

- ¿Qué valores estuvieron presentes?
  - ....
  - ....
  - ....

- ¿Cambió algo en tu identidad?
  - ....
  - ....
  - ....

- ¿Cambió algo en tu forma de ver la vida?
  - ....
  - ....
  - ....

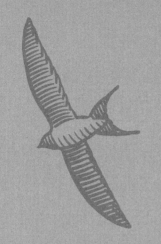
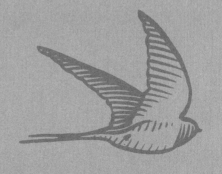

LA ANSIEDAD

El temor agudiza los sentidos,
la ansiedad los paraliza.

KURT GOLDSTEIN

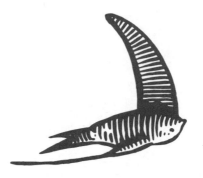

LA SERENIDAD DE LA AMISTAD DE JUANJO, SARA Y MARTA

Miércoles [Chat grupal: *Coffee lovers*]

Marta: ¿Cómo vais? Yo estoy en la puerta ya.

Sara: Llegando. 2 minutos.

Juanjo: Hola, chicas. Pues a mí se me ha alargado un poco la siesta y acabo de salir... En un cuarto de hora llego.

Marta: Ok, te esperamos dentro.

Juanjo: ¡Gracias! 😳

Una tarde de verano, a las puertas de la cafetería más de moda de la ciudad, Marta y Sara se saludaron con un abrazo.

—¿Llevas mucho rato? —preguntó Sara guardando las gafas de sol en el bolso.

—Nada, dos minutos. ¿Entramos? —propuso Marta recordando con un gesto el calor insoportable que las acompaña.

Ocuparon uno de los lugares de la esquina del local, donde tres sillones orejeros rodeaban una preciosa mesa de madera. La decoración retro, el café de especialidad y las tartas caseras marcaban la diferencia del local. Era como entrar en otra dimensión, una en la que el tiempo pasaba un poco más despacio e invitaba a la reflexión, un auténtico punto de partida y de encuentro.

—¿Y qué me cuentas? ¿Cómo estás? ¡Yo tengo novedades! —anunció Marta con una sonrisa cómplice.

—¿Sí? ¡Cuenta, cuenta! —respondió Sara con ganas de que le desvelase el secreto.

—Lo mío es bastante fuerte. No sé cuánto os llegué a explicar de las historias que me pasaron en mi antiguo trabajo, ya hará más de un año. ¿Os acordáis de mi antigua jefa?

—Claro que me acuerdo, te encantaba. ¿Elisabeth? ¿Elsa?

—¡Elsa! Sí, la misma. ¿Te puedes creer que me la encontré en el pub este viernes?

—¿En serio? ¿Y qué pasó?

—Nada, al principio fue la típica conversación entre excompañeras de trabajo, pero luego empezamos a charlar y charlar... Total, que hemos quedado este fin de semana para ir a tomar algo.

—¿Cómo? ¿Pero en plan colegas o rollo pareja?

—Pues la verdad es que no sé cómo interpretarlo todavía.

En ese momento tomó asiento un joven con un café en una mano y una magdalena de chocolate blanco en la otra.

—¿Qué tal? ¿Me he perdido muchos chismes? — Juanjo saludó a sus amigas.

—Nada, que Marta tiene esta semana una cita con su jefa —contestó Sara entre risas.

—¡Mi antigua jefa! Y no es una cita. O quizá sí. No lo sé, o no está claro.

—Bueno, yo también tengo una movida interesante para el fin de semana, aún no me hago a la idea. ¿Os podéis creer, chicas, que me mandan a Londres a presentar un producto a unos clientes?

—¡Qué guay! Puede ser una oportunidad muy chula, nos tienes que traer algo —dijo Sara.

—Pues sí, espero que todo salga bien y tener algo de tiempo para comprar cositas. Pero imaginarme hablando en público delante de tanta gente y en inglés me da pánico.

—Eres capaz de eso y de mucho más, tus jefes lo saben y por eso confían en ti —argumenta Marta cargándolo de optimismo.

—Sí, además ya llevas mucho tiempo investigando ese producto. Pocos sabrán más que tú. Eres un auténtico experto —lo animó Sara.

Los tres jóvenes siguieron charlando sobre otros asuntos menos trascendentes y quedaron para la semana siguiente en el mismo lugar a la misma hora. Las expectativas del fin de semana prometían muchas novedades.

[Ansiedad de Marta]
Viernes [Chat grupal: *Coffee lovers*]

Sara: ¿Cómo van los nervios, @Marta?

Marta: Fatal, no sé ni qué ponerme...

Sara: ¡Anda ya! Con cualquier cosa estás genial.

Juanjo: ¡Ánimo desde Londres, luego nos cuentas!

Marta: Lo mismo digo. Descansa esta noche que mañana tienes que estar fresco.

Sara: No le des muchas vueltas a los detalles, Marta. Confía en ti, es completamente normal tener un poco de ansiedad ante situaciones que no controlamos del todo.

Marta: Gracias, tienes razón. Luego os cuento.

Marta llevaba un buen rato petrificada frente al espejo. Su cama estaba completamente cubierta de distintas prendas de ropa. Solo faltaba la maleta, como si estuviera a punto de emprender un viaje. Quizá de algún modo lo era. Elsa era mucho más que una persona por la que sentía atracción, la considera un auténtico amor platónico. Durante los dos años y medio que trabajaron juntas la relación se mantuvo todo el tiempo en la esfera estrictamente profesional. Muy a pesar de Marta, Elsa nunca desvelaba demasiado sobre su vida privada, y ese halo de misterio la hacía, a su juicio, todavía más fascinante. El inesperado encuentro en el pub, más de un año después de finalizar su relación laboral, ya como dos personas libres de organigramas, le daba motivos para el optimismo. La conexión entre ambas siempre había parecido clara, gozaban de un carácter y una personalidad similares y de unos valores compartidos. En definitiva, un modo compatible de entender la vida.

Sentía que las manos le sudaban como nunca, que el ritmo del corazón se le aceleraba y un cansancio exagerado la dominaba.

Se proyectaban en su mente múltiples posibles escenarios que siempre acababan mal, a cada cual más humillante. La ansiedad no le permitía actuar con la tranquilidad necesaria y trataba de anticipar un peligro que no es real. Por un lado, le costaba horrores dejar de verla como a su jefa; por el otro, sentía un profundo vértigo por poder materializar un deseo tan arraigado al mundo de las ideas. «¿Y si no sale bien? ¿Y si estoy malinterpretando todo? ¿Seguro que esto me está pasando a mí? Ni siquiera me ha confirmado al cien por cien que le gusten las chicas».

Finalmente, el reloj rompió la situación de bloqueo recordándole que solo faltaban veinte minutos para la hora del encuentro. Respiró hondo, eligió el primer conjunto que había sacado del armario y se terminó de arreglar en tiempo récord. Una vez en el metro, se refugió en su pódcast de humor favorito para acallar los pensamientos intrusivos. Ya solo faltaban dos paradas. Una parte de ella no quería llegar. Sentía miradas de juicio imaginarias por parte del resto de los pasajeros del vagón. Cuando se abrieron las puertas y salió a la calle se notó las piernas pesadas como el plomo. Justo al entrar en el local se sintió completamente ridícula. Cuando balbuceó al camarero la bebida que quería tomar una suave mano se posó con delicadeza sobre su hombro.

—¿Seguro que no la quieres sin cafeína? —sugirió irónicamente Elsa, que irrumpió por sorpresa.

—Seguro, no quiero perderme ni un detalle de lo que pase esta noche —respondió Marta con un aplomo inesperado.

Una sonrisa mágica contagió a las dos chicas y sus miradas parecía que por fin habían encontrado algo que llevaban mucho tiempo buscando.

[Ansiedad de Juanjo]

Sábado [Chat grupal: *Coffee lovers*]

Sara: ¡Mucha suerte hoy, señor Juan José!

Juanjo: ¡Sara! Estoy como un flan, esto ha sido una locura. ¿Cómo pude haber aceptado algo para lo que claramente no estoy preparado?

Sara: Porque en el fondo sabes que sí lo estás.

Juanjo: De verdad que no, esto me está superando.

Sara: Ya verás como en un rato, cuando todo haya pasado, te encontrarás mejor.

Juanjo: Eso espero...

Sara: Claro que sí. Te deseamos lo mejor. Marta también. No te dice nada porque parece que se le alargó la noche 😊.

Juanjo: Ella sí que vive bien. Seguro que no se puso ni la mitad de nerviosa que yo.

Llevaba más de veinticuatro horas en el Reino Unido, pero no acababa de creérselo. Juanjo estaba encerrado entre las cuatro paredes de la habitación del hotel, repasando cada coma de su intervención. La farmacéutica en la que trabajaba le había encargado presentar un nuevo producto médico. La reunión estaba programada en la planta noble de la sede central de su empresa y tendría lugar ante un grupo de importantes clientes potenciales. Como investigador, este tipo de actos no eran demasiado habituales, pero para su jefe estaba claro que Juanjo tenía mucho más que decir sobre el innovador lanzamiento que cualquier compañero o compañera del departamento comercial. Llevaba más de medio año dedicado al estudio y a seguir los aspectos técnicos del proyecto, así que realmente lo sentía muy suyo. Pese a eso, esa sería su primera conferencia y se creía muy poco preparado.

No había desayunado nada, se había vestido con traje y corbata, y esperaba con las piernas cruzadas frente a una mesa llena de papeles y esquemas hechos a mano. Su respiración le impedía concentrarse, tenía mucho miedo de equivocarse y de perder una oportunidad de suma importancia.

«¿Cómo he podido aceptar algo así? Debí decir que mi nivel de inglés no es tan bueno. ¿Cuánto dinero hay en juego? ¿Sabrá mi jefe en manos del zoquete que está poniendo el futuro de su empresa? Quizá con un intérprete, quizá con algunos días más de margen...».

Una fuerte vibración en su bolsillo derecho lo impulsó hacia la puerta. Su jefe lo llamaba desde la recepción del hotel para coger un taxi juntos. El trayecto resultó caótico: al concurrido tráfico londinense de una mañana lluviosa de sábado se le sumó la poca pericia de un conductor algo inexperto. Los ruidos del motor, los cláxones, las gotas de agua y los comentarios del jefe martilleaban la preocupada mente de Juanjo. Notaba que algo catastrófico está a punto de ocurrir, no veía nada claro. Se esforzaba por guardar la compostura de una forma estoica, pero su respiración acelerada y el vaivén de sus zapatos lo delataban. Tras llegar finalmente al lugar del encuentro, pasar dos controles de seguridad, subir en un ascensor eterno y estrechar la mano a una decena de personas, el momento llegó. Un largo sorbo de agua precedió el inicio de su intervención. Claramente iba de menos a más. Su tono inicial bajo ganó volumen y confianza. Incluso se permitió algún juego de palabras con la audiencia. El rostro de Juanjo parecía otro cuando articuló sus últimas palabras. Ahora respiraba más tranquilo.

Uno de los clientes se incorporó y le comunicó amablemente que sus socios y él tenían algunas preguntas que hacerle. El rostro de Juanjo se volvió a desencajar. «¿Turno de preguntas? Ahora sí que me van a pillar por completo. Esto no estaba pactado ni previsto, me despiden seguro», pensó para sus adentros.

La primera pregunta fue muy técnica y apenas logró entenderla. Su respuesta no fue del todo clara y se trabó un poco al argumentar. Se podía palpar la tensión. La segunda pregunta parecía una continuación de la primera, pero esta vez el tono pausado de su interlocutora lo ayudó a entenderla. Juanjo logró comprender la duda y aprovechó para responder las dos preguntas de una vez. La mirada cómplice de su jefe confirmó sus buenas sensaciones. El resto de las preguntas trataron cuestiones más empresariales relacionadas con aspectos económicos y logísticos, así que fue el propio director de la farmacéutica quien las respondió. La reunión se alargó más allá de lo previsto y Juanjo regresó a su hotel mientras los directivos se quedaban un rato más. Un par de horas más tarde, después de comer y ya en su habitación, volvió a notar una vibración en el bolsillo derecho.

—*We did it, Johnny.* Lo logramos, amigo. Muchas gracias —dijo su jefe con un marcado acento británico.

—*Thank you!* Muchas gracias por confiar en mí —le respondió Juanjo rebosante de alegría.

Lunes [Chat grupal: *Coffee lovers*]

Sara: ¿Fin de semana superado? ¿Mucha resaca emocional?

Marta: ¡Guapos! ¿Nos vemos hoy?

Juanjo: Por mí sí, yo hoy lo tengo libre. Esta tarde estoy disponible.

Sara: Genial, ¿a las seis en la cafetería?

Marta: ¡Sí! ¡Perfecto!

Juanjo: ¡Dale!

A la hora prevista los tres jóvenes se reencontraron en su cafetería favorita. Una vez acomodados en su rincón predilecto, armados con sus cafés, fluyeron las preguntas.

—Bueno, soy toda oídos —dijo Sara para romper el hielo tras dar un sorbo a su capuchino.

—Yo no me puedo quejar. Salió todo genial. Un encuentro casi perfecto, una conexión como si nos conociéramos de toda la vida. Como si no hubiera pasado el tiempo —contestó Marta con la mirada todavía encendida.

—¿Pero entonces fue una cita o no? —preguntó Juanjo guiñándole un ojo.

—No lo sé todavía. Os lo juro. Hemos vuelto a quedar este fin de semana. No pasó nada, fue todo muy emocional, conversaciones profundas, silencios cómplices. La verdad es que parece el inicio de algo, no tenemos prisa. Pero no te puedo negar que me estoy ilusionando —respondió Marta.

—¡Guau! ¡Muy buena señal! ¿Y la presentación, Juanjo? ¿Te entendieron bien? —preguntó Sara de nuevo.

—La verdad es que aún no doy crédito de lo bien que salió todo. No sois conscientes de los nervios que pasé, me bloqueé antes y durante la presentación —confesó Juanjo.

—Creo que me hago una ligera idea —dijo Marta sonriendo.

—Al final logramos vender el producto y mi jefe me puso por las nubes. Creo que para la próxima vez no me pondré tan nervioso —concluyó Juanjo mientras les entregaba un imán con la icónica cabina de teléfono roja londinense a cada una.

—No sabéis cómo me alegro, chicos. Esta semana traigo yo la noticia: me han propuesto escribir un libro sobre psicología —desveló Sara.

—¡Pero bueno, y esto cuándo lo celebramos! —les propuso Juanjo.

—¡Eso, estas cosas no pasan todos los días! —respondió Marta, sumándose a la propuesta.

—Lo celebraremos cuando se publique y todo salga bien. Me tendréis que dar consejos para calmar la ansiedad anticipatoria.

—De eso nada, aquí la de los consejos eres tú. ¡Aunque igual en ese tema somos expertos! —ironizó Juanjo.

—Yo solo puedo decirte que la lección que saco de todo esto es que la mente nos juega malas pasadas. No he dejado de preocuparme todo este tiempo por las posibilidades de que saliera todo mal. Pero ¿y si sale todo bien? ¿Por qué no pensar también en esa posibilidad? —argumentó Marta.

—¡Eso es! En el fondo sufrimos muchísimo ante dos buenas noticias. Y en tu caso, Sara, será exactamente igual. Estoy convencido —respondió Juanjo con optimismo.

—Muchas gracias, chicos. La verdad es que me he acordado de ti cuando decías que no te sentías preparado para el reto. Y también de Marta, cuando hablaba de materializar esa oportunidad tantas veces soñada. Yo solo espero estar a la altura y poder ayudar a los demás, disfrutar del proceso y poder contar con vosotros en los momentos de bloqueo —sentenció Sara algo emocionada.

—¿Lo dudas? —respondieron Marta y Juanjo prácticamente al unísono.

Los tres amigos se despidieron con un fuerte abrazo y siguieron con sus rutinas. Compartir sus experiencias los ayudaba mucho. Encontraban apoyo en sus desafíos, normalizaban el hecho de mostrar sus debilidades y lograban cargarse mutuamente de energía. Eran distintos, pero habían sido capaces de compenetrarse muy bien.

Meses después de dar la noticia, y tras muchos otros encuentros con cafés compartidos de por medio, Sara publicó en su Instagram algo que llevaba mucho tiempo esperando.

¡Tengo algo que contaros, próximamente se publicará mi primer libro! @sara_mentesana

CREENCIAS LIMITANTES

La ansiedad es ~~peligrosa~~
(desagradable)

La ansiedad me ~~controla~~ en todos los sentidos
(avisa)

Siento que hay algo ~~malo~~ en mí
(que atender)

Cuando la ~~controlo~~, se va
(entiendo y gestiono)

Los seres ~~débiles~~ sufren ansiedad
(humanos)

¿DÓNDE ESTÁ EL PELIGRO?

¿QUÉ ES LA ANSIEDAD?

Si la vida es un viaje que consta de diferentes etapas, podemos imaginar la ansiedad como un vehículo en el que a veces nos subimos, y si bien en este intervalo de tiempo nos transporta, no debemos olvidar que es posible aprender a conducirlo. La ansiedad es una respuesta del organismo que nos prepara para hacer frente a una amenaza (real o imaginaria) y, de esta forma, protegernos, es un mecanismo adaptativo cuando el peligro es real. Por ejemplo, cuando vemos a alguien corriendo hacia nosotros con la intención de hacernos daño, nuestro cuerpo se prepara para hacer frente a esa situación, el corazón palpita con más fuerza para enviar sangre a las zonas implicadas en la reacción de alarma y funcionar mejor, los músculos se tensan para correr más rápido, aumenta la temperatura corporal en las zonas vitales, se dilatan las pupilas para incrementar nuestra visión periférica, etcétera.[14] En definitiva, siempre hemos necesitado la ansiedad para nuestra supervivencia, pero resulta desadaptativa, es

---

14 - Elia Roca, *Cómo superar el pánico (con o sin agorafobia)*, Valencia, ACDE Ediciones, 2015.

decir, no nos ayuda, cuando aparece de forma excesiva y prolongada, sin motivo alguno y afecta diferentes áreas de nuestra vida.

La ansiedad se compone de tres elementos básicos:

- Fisiológico. Corresponde a los síntomas y las sensaciones que experimentamos como sudoración, taquicardia, tensión muscular, incremento de la temperatura corporal, mareo, hormigueo, pinchazos en el pecho, escalofríos, cansancio, etcétera. Cada uno de nosotros los puede experimentar de una forma más o menos intensa dependiendo de diferentes factores.
- Cognitivo. Representa todos aquellos pensamientos automáticos, creencias e imágenes mentales que nos hacen malinterpretar el peligro.
- Conductual. Responde a los comportamientos que genera ese estado, como huir, luchar, buscar ayuda y todos aquellos que creamos que pueden ayudarnos.

CÓMO NUESTROS PENSAMIENTOS Y CREENCIAS ALIMENTAN LA ANSIEDAD

Nuestros pensamientos tienen un papel crucial en la aparición, el mantenimiento y el aumento de la ansiedad. En ocasiones, la ansiedad surge porque estamos malinterpretando una situación a partir de pensamientos catastróficos. Imagina que tienes un examen. Como se trata de un hito importante para ti, es normal, natural e incluso conveniente que sientas un poco de ansiedad, ya que este estado puede ayudarte a poner el foco en la prueba, a activar tus recursos y a dirigir tus acciones hacia la superación. Pero en el caso de que esta ansiedad fuera desproporcionada en relación con el suceso y que los síntomas físicos te bloquearan, te alterara el sueño, produjera cambios en la alimentación... hasta el punto de impedirte actuar o rendir en tus objetivos, como sería estudiar en este caso, hablaríamos de una ansiedad limitante.

Este sentimiento desmesurado también suele aparecer por causa de pensamientos automáticos del tipo: «Tengo que aprobar, no hay más opción», «Si suspendo es porque no he estudiado lo suficiente», «Debo aprobar para llegar a ser una persona válida», «Es demasiado difícil, no voy a poder aprobar».

Estas creencias aumentan la ansiedad, pero si pensamos que podemos ser igualmente felices, aunque no lo consigamos y que tenemos más de una oportunidad, estaremos quitando peligrosidad a la situación y el malestar no será tan marcado. En el momento de ponernos objetivos, es importante comprender que nuestra valía no depende de que los consigamos. Así, ante estos pensamientos distorsionados, podemos hacernos tres preguntas:

**¿Este pensamiento es útil? → ¿Me sirve de algo? →
¿Es bueno para mí?**

¿Y SI...?

La preocupación también juega un papel importante en nuestra ansiedad. Tenemos una concepción muy negativa de ella, pero si está ajustada, nos puede ayudar a planificar, enfocarnos, anticiparnos y prepararnos para la acción. A veces tenemos la falsa creencia de que, si nos preocupamos en exceso, llegaremos a resolver antes la situación. Otra creencia común es pensar que, si controlamos la situación, el peligro desaparecerá. La incertidumbre forma parte de la vida, es natural y estará presente casi siempre y en todo. La clave no está en **intentar que desaparezca, sino en aprender a relacionarnos con ella.**

¿Dónde está el peligro?

¿Y si pasa?	¿Y si no pasa?
¿Y si fracaso?	¿Y si tengo éxito?
¿Y si sale mal?	¿Y si sale bien?
¿Y si me siento mal?	¿Y si me siento bien?

Si analizamos a los personajes del relato, podremos ver cómo disminuye su ansiedad al cambiar las creencias automáticas por otras más racionales:

Sara

Situación	Creencia irracional	Ansiedad	Creencia racional	Ansiedad
Me proponen escribir un libro.	Tengo que hacerlo bien y tiene que gustar a todos.	9/10	No existe ninguna ley que exija que tenga que hacerlo bien. Si sale mal, sería remediable y asumible.	6/10

Juanjo

Situación	Creencia irracional	Ansiedad	Creencia racional	Ansiedad
Voy a hacer una exposición en Londres.	Sería horrible y no podría soportar la vergüenza de quedarme en blanco. Todo mi futuro profesional y toda mi trascendencia en la vida se basa y se evalúa en esa conferencia.	9/10	Esta conferencia es una oportunidad, si lo hago bien, será genial, pero si no cumplo con las expectativas, no será el fin.	6/10

Marta

Situación	Creencia irracional	Ansiedad	Creencia racional	Ansiedad
Tengo una cita con mi amor platónico.	No soy suficiente ni estoy a la altura.	9/10	Estoy teniendo una cita con la persona que me gusta, algo que he deseado desde hace mucho tiempo.	6/10

EJERCICIOS

EJERCICIO 1

Autoinstrucciones

Ante una circunstancia que nos esté generando ansiedad antici-patoria, es decir, antes de que haya ocurrido la situación temida, podemos crear una lista con nuestras autoinstrucciones. Se trata de directrices realistas que nos generen calma. Por ejemplo:

- Ya he hecho otros exámenes y me han ido bien.
- Si no va bien, significará que he fracasado en ese examen concreto, no como persona.
- Respiro con normalidad.
- Tener estos pensamientos rígidos no me ayuda en nada.
- Podré hacerlo con tranquilidad.
- Voy a hacer tres respiraciones conscientes y profundas.

- Crea las tuyas:
  - ....
  - ....
  - ....
  - ....
  - ....
  - ....
  - ....

EJERCICIO 2

Mindfulness

Dominados por un ritmo de vida frenético, es habitual que muchas de nuestras acciones se realicen de modo automático o por inercia. El mindfulness o la atención plena es una técnica que consiste en estar del todo consciente en el momento presente. Conscientes de lo que estamos haciendo, sintiendo o pensando, con aceptación y sin juicios. Estamos practicando mindfulness cuando vemos una puesta de sol, la observamos, sentimos la brisa, el olor a verano. Si aparece un pensamiento, no luchamos contra él, sino que dejamos que esté con nosotros hasta que se vaya. Es una herramienta que nos ayuda a conocer nuestros pensamientos irracionales y de esta forma transformarlos. Podemos practicarla en la ducha, comiendo, respirando, meditando. Una práctica de mindfulness para volver al presente es la técnica de los 5 sentidos (5-4-3-2-1), útil para conectar con el aquí y ahora a través de nuestros sentidos. Identifica en tu entorno y enumera:

- 5 cosas que puedas ver (lápiz, cuadro, ventana, cojín, botella de agua).
- 4 cosas que puedas tocar y sentir su textura (ropa, piel, madera, ordenador).
- 3 sonidos que puedas escuchar (personas, coches, viento).
- 2 olores de tu alrededor (aroma de tu pelo, de tu ropa).
- 1 cosa que puedas saborear (chicle).

EJERCICIO 3

Naturaleza

La naturaleza es nuestro hogar y nos hemos alejado de él. Diversos estudios científicos han demostrado que estar en contacto con la naturaleza tiene beneficios para la ansiedad y la salud mental en general. En uno de ellos, realizado en 2021,[15] se encuestó a más de 16.000 personas de 18 países con el objetivo de estudiar la asociación entre bienestar y la exposición a diferentes entornos naturales. Los resultados de este estudio indicaron que las personas que viven en entornos más verdes o de costa sienten un mayor bienestar y menos angustia. También observaron que la frecuencia de visitas de ocio y entretenimiento a estos entornos se asocia de forma positiva con el bienestar y negativa con la angustia mental. Otro estudio en la misma línea comprobó que el hecho de estar en contacto con la naturaleza reducía el estrés.[16] Durante 8 semanas se pidió a 36 habitantes urbanos que estuvieran en contacto con la naturaleza, pasando tiempo en el aire libre al menos 3 veces por semana durante 10 minutos o más. Descubrieron que exponerse entre 20 y 30 minutos al día reducía el cortisol más de un 20 por ciento (hormona del estrés).

Respiración cuadrada

Esta respiración sirve para controlar nuestro nivel de activación en episodios de estrés. Cuando sentimos estrés, la respiración se vuelve más compleja, ya que solemos inspirar más de lo que

---

15 - Mathew P. White, Lewis R. Elliott, James Grellier, Theo Economou, Simon Bell, Gregory N. Bratman, Marta Cirach, Mireia Gascon, María L. Lima, Mare Löhmus, Mark Nieuwenhuijsen, Ann Ojala, Anne Roiko, P. Wesley Schultz, Matilda van den Bosch y Lora E. Fleming, «Associations between green/blue spaces and mental health across 18 countries», *Scientific reports*, 2021, 11(1), 8903. <https://doi.org/10.1038/s41598-021-87675-0>.

16 - MaryCarol R. Hunter, Brenda W. Gillespie y Sophie Yu-Pu Chen, «Urban nature experiences reduce stress in the context of daily life based on salivary biomarkers», *Frontiers in psychology*, 2019, 10, 413490. <doi: 10.3389/fpsyg.2019.00722>.

necesitamos, con bocanadas cortas y rápidas. Este ejercicio, por el contrario, trata de hacer respiraciones profundas y lentas. Es muy sencillo, lo podemos practicar en cualquier lugar y sirve para relajarnos y también para concentrarnos.

En una postura cómoda, con los pies tocando el suelo y la espalda apoyada, con los ojos abiertos o cerrados, como prefieras, trata de visualizar un cuadrado y sigue la secuencia:

1. Inhala aire profundamente durante 4 segundos.
2. Retén el aire durante 4 segundos.
3. Exhala el aire durante 4 segundos.
4. Retén el aire 4 segundos y vuelve a empezar.

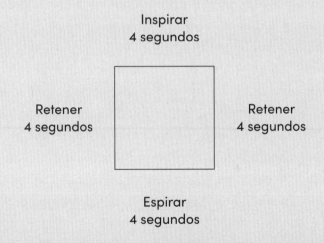

Podemos repetir este proceso hasta que nos sintamos más relajados. Si crees que te cuesta retener el aire 4 segundos, puedes reducirlo a 3.

EJERCICIO 4

Tu lugar seguro

Es un ejercicio de visualización y relajación que consiste en identificar un lugar (real o imaginario) donde te sientas completamente tranquilo y en paz. Puede ser una isla desierta, un bosque, un sitio en tu ciudad, una habitación... A ese espacio imaginario solo puedes acceder tú, solo tú lo conoces. No puede haber recuerdos ni interferencias externas para evitar contaminarlo de otras sensaciones que no sean agradables y placenteras. Es tuyo, privado e impenetrable. Lo podrás modificar tanto como desees e ir añadiendo elementos nuevos en él como sonidos, animales, objetos... También le puedes poner un nombre para que quede grabado en ti y volver a él cuando lo necesites. Sus puertas siempre estarán abiertas para encontrarte.

Mi lugar seguro es una isla desierta donde la temperatura es cálida y el viento suave, y está ambientada con el sonido de las aves y un mar brillante que rompe en la orilla. Rica en vegetación y frutas tropicales, allí me espera una pequeña cabaña de madera junto a una cascada, donde encuentro calma, serenidad y seguridad. Allí no me preocupa el mañana, porque el tiempo pasa a mi ritmo. **Sé que siempre podré visitar ese pequeño paraíso.**

EJERCICIO 5

Preguntas para reflexionar:

- ¿En estos últimos meses has experimentado un aumento de la ansiedad?

  - ....
  - ....
  - ....

- ¿Qué situaciones te suelen desencadenar una respuesta de ansiedad? ¿Puedes identificarlas?

  - ....
  - ....
  - ....

- ¿Qué cosas te han ayudado cuando la has experimentado?

  - ....
  - ....
  - ....

- ¿Cómo es tu diálogo interior cuando la sientes? ¿Te hablas y acompañas con autocompasión y respeto? ¿O te criticas por sentirla?

  - ....
  - ....
  - ....

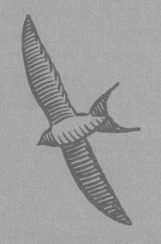
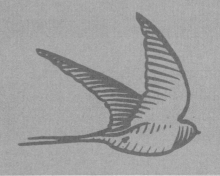

LOS LÍMITES

Si es un deber respetar los derechos
de los demás, también lo es el defender
los propios.

HERBERT SPENCER

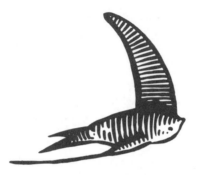

LA VALENTÍA DE ROSALÍA

Preparaba con nervios su mochila para el día siguiente. Le hacía ilusión visitar por primera vez el parque de atracciones. Lo habían inaugurado un año antes y tenía muchas ganas de ir, no tanto por sus impresionantes montañas rusas, sino por sus increíbles espectáculos de terror. Rosalía siempre había tenido una estrecha complicidad con los misterios. Le recordaban a su infancia y le hacían conectar con aquellos eternos veranos jugando junto a sus hermanos a darse sustos en la aldea natal de la familia.

Iban varios, los cuatro de siempre, juntos desde primaria: Manuel, Antón, Noa y ella. Empezaron el colegio a la vez y, pese a desperdigarse un poco al iniciar los estudios universitarios, se esforzaron siempre por mantener unido el grupo. Noa era decidida y asertiva. Siempre fue la mejor de la clase, o eso decían sus notas, y además parecía que en la facultad de Química gozaba de la misma popularidad que en el instituto. Antón era el deportista, jugaba en el equipo de baloncesto y estaba muy cerca de convertirse en profesional. Divertido y espontáneo, tenía mucho éxito entre las chicas. Definir a Manuel no resultaba tan sencillo. Algunos podrían considerarlo una persona distinta, quizá con habilidades sociales un poco limitadas, pero su mundo interior era enorme. Trabajaba en el periódico local y tenía un ingenio fuera de lo común.

Ya en el coche, rumbo al parque, los cuatro amigos comentaban la jugada:

—¡Vamos, acelera! ¡Que tengo ya ganas de subirme al Xtrem! —gritó animado Manuel al vehículo de delante.

—¡Yo igual! Las redes sociales están llenas de imágenes del parque, y no me lo pienso perder por nada del mundo —contestó con entusiasmo Noa.

—Los expertos dicen que está entre las tres mejores atracciones del mundo. Solo por vivir la experiencia ya vale la pena ir al parque —continuó Manuel, un poco más reflexivo.

Rosalía escuchaba en silencio la conversación y evitó pronunciarse. A ella no le apetecía en absoluto subirse a esa atracción de caída libre, ya que no soportaba las alturas. De hecho, le preocupaban un tanto las reacciones que pudiera causar su negativa, pero no se sentía preparada ni tenía ganas de afrontar todavía ese tema.

Después de varios kilómetros, peajes y canciones repetitivas de la radio llegaron a su destino. Planificaron un mínimo el itinerario atendiendo a la previsión de las colas. Para la más potente, la caída libre de noventa metros de altura llamada Xtrem, les recomendaron acudir a última hora. Como los chicos vivían relativamente cerca del parque, decidieron aprovechar esa ventaja y apurar al cierre. Además, los guías del parque les comentaron que la espera se vería recompensada con un atardecer de ensueño antes de ser desprendidos en el cielo a más de cien kilómetros por hora. Rosalía respiró un poco. Había ganado algo de tiempo y ello le permitía posponer el temido momento.

La primera parada fue en una noria espectacular y más adelante se subieron en el tren de la mina. La sensación de adrenalina los invadía y el tiempo de espera se veía por ello compensado.

—¡Qué hambre tengo! ¿Os animáis a unos tacos en el mexicano? —propuso Noa.

—¡Venga, vamos! —dijo Rosalía.

—Bueno, yo me he traído la fiambrera. Espero que no me pongan problemas en el restaurante —respondió Antón con tono de resignación.

—¿En serio? Pero si es solo un día. No seas cenizo —insistió Noa.

—No sé. Sabéis que yo iría encantado, pero es un tema de dieta, nos lo impone el club.

—Solo se vive una vez, ya te lo comerás para cenar —comentó también Manuel.

Tras el pequeño debate, entraron en la cantina de comida mexicana. Rosalía conocía bien a Antón y sabía que aquello no le hacía gracia. Por ello no quiso pronunciarse y le dedicó una sonrisa burlona.

—La dieta de tacos también es muy nutritiva, ¿sabes? —se mofó Rosalía.

—Eso, tú vacílame encima —respondió Antón.

—Es broma, ya lo sabes.

—Lo sé, y también que me vengaré de ti en el Xtrem. Me muero por ver tu cara de pánico en el vídeo.

—No sé si la vas a ver. No me apetece subir.

—¡¿Cómo?! ¡No digas eso! Por favor, ¡ni se te ocurra! Que no se entere Noa que nos la lía —respondió muy serio el joven.

—Sinceramente, no lo paso bien. Entre la velocidad y el vértigo, prefiero mil veces ir al hotel de terror que hay a esa misma hora. ¿A ti te gustaría verlo? —le propuso Rosalía.

—Estamos siendo sinceros, ¿no?

—Sí, claro.

—Pues ahora que no nos oyen ni Noa ni Manuel te diré que no me gustan nada las caídas libres, es una sensación que no soporto. Pero ellos están tan ilusionados que no les podemos hacer esto.

—Pues ya está. Yo llevo un mal cuerpo encima tremendo por este tema, pero tenemos que decírselo, con confianza. ¿Qué puede pasar?

—Mira, quedaremos como cobardes, y encima les dejaremos tirados. Además del cabreo de Noa, que nos retirará la palabra seguro.

—No estoy de acuerdo. Ni somos cobardes por tomar libremente una decisión así ni se tienen que enfadar por ello. De verdad, llevo todo el día dándole vueltas y lo acabo de ver muy claro.

—Pues yo no lo veo tan claro, Rosi.

—Lo sé. Tampoco querías saltarte la dieta.

—Bueno, ya veremos. Luego lo hablamos, que ya están volviendo de la barra.

Los cuatro comieron comentando las sensaciones de las atracciones previas y lamentándose de lo rápido que había pasado la mañana. Ya solo les quedaba la montaña rusa acuática y el gran final, la caída libre. Antón no paraba de pensar en las palabras de su amiga Rosalía. No la recordaba tan contundente, pero lo cierto era que solo podía darle la razón. En su caso, era verdad que el orgullo le impedía aceptar quedarse fuera y no subir al Xtrem. El miedo al rechazo, el juicio de sus compañeros o el ridículo de asumir la debilidad le aterraban mucho más que los metros de caída libre.

El cansancio de la jornada empezaba a dejarse sentir en sus cuerpos, por lo que decidieron ir con tiempo a su último destino. Cuando quedaban pocos minutos para ponerse en la cola, Manuel, muy observador, detectó que pasaba algo:

—¿Qué ocurre, Antón? ¿Todo bien?

Antón, sorprendido por la capacidad de su amigo para percibir el malestar en rostro ajeno, respondió sorprendido:

—¿Por qué me lo preguntas?

—Porque te noto inquieto, desde la hora de comer estás como ausente.

—Y tú también, Rosalía. Estás rara —añadió Noa.

—Estoy cansado, nada más; llevamos todo el día a tope —respondió nervioso Antón.

—Tenéis razón, estoy un poco rara porque no sabía cómo deciros esto. No voy a subirme al Xtrem, lo siento. Últimamente tengo vértigos y es un mal trago que prefiero evitar —sentenció Rosalía.

—Es una broma, ¿no? —dijo Noa con los ojos como platos.

En aquel momento, dando un paso al frente y cargando una mezcla de vergüenza y valor, Antón también se sumó a la contrapropuesta de Rosalía. Había tenido serias dudas sobre si finalmente se atrevería a poner límites o acabaría cediendo a la presión que él mismo se había impuesto, pero se decidió y declaró:

—Yo tampoco subiré. Me da un poco de miedo y prefiero esperaros fuera.

La cara de Noa pasó de la sorpresa a la completa estupefacción. Ni ella ni Manuel se esperaban esa decisión por parte de Antón y Rosalía.

Sin embargo, Manuel dijo en tono amigable:

—Pues me parece muy bien. No os vamos a obligar, a mí también hay cosas que no me gustan.

—Me pasa lo mismo —añadió Noa—, aunque os confieso que me sorprende muchísimo, porque pensaba que os hacía ilusión, pero evidentemente, si no os apetece, no hay más que hablar. Pero me sabe mal que os tengáis que esperar fuera, porque hay bastante cola.

Las palabras de comprensión de Noa derritieron la tensión por completo. Rosalía sabía que en el fondo nada malo podía pasar, pero era una situación delicada de gestionar. Agarró del hombro a Antón y sonriendo les dijo a sus amigos:

—No os preocupéis. Mientras vosotros os subís al Xtrem, nosotros iremos al hotel del terror que está aquí al lado.

La valentía de Rosalía

En ese momento el grupo se dividió y cada cual pudo hacer lo que realmente le apetecía sin dañar a nadie. Habían hablado las cosas con asertividad y todo salió bien. Antón y Rosalía disfrutaron del hotel del terror y Manuel y Noa sintieron la auténtica adrenalina de la caída libre y juraron repetir.

Al volver a casa, una vez se despidieron de sus amigos, Antón y Rosalía se quedaron a solas en el coche. Él sonrió y le dio las gracias.

—¿Gracias por qué?

—No me hubiera atrevido sin tu ayuda. De la misma manera que me salté la dieta por compromiso, habría terminado subiéndome en el Xtrem —aseguró el joven entre risas.

—Quizá lo habrías pasado bien, porque ¡menudo salto pegaste cuando nos perseguía la niña del exorcista!

—Sí, la verdad es que, aunque pueda dar otra sensación, yo no soy tan valiente.

—¿Tú crees? A ver, dime, **¿qué es más valiente: dejarse llevar por las opiniones de los demás o poner límites para hacer valer las tuyas?**

CREENCIAS LIMITANTES

Los límites...

son necesarios ~~solo con mi entorno cercano~~
(con todos)

me ayudan a ~~ser más fuerte~~
(protegerme y cuidarme)

son un acto ~~egoísta~~
(de amor hacia uno mismo y hacia los demás)

Las personas ~~se enfadarán conmigo~~
(reaccionarán bajo sus creencias)

Las buenas personas ~~no ponen límites~~
(también se respetan)

NUESTRAS FRONTERAS INVISIBLES

¿QUÉ SON LOS LÍMITES?

En cualquier tipo de relación es necesario que todas las partes protejamos nuestro espacio personal y nuestras emociones y que tengamos la capacidad de decir «no» o «hasta aquí». Al establecer límites estamos diciendo a la otra persona cómo queremos que nos trate y al mismo tiempo ella nos enseña cómo quiere ser tratada.[17] Los límites logran que reconozcamos nuestras diferencias, refuerzan aquello que nos hace únicos y blindan lo que para nosotros no se negocia. Son una suerte de frontera invisible que no queremos que se traspase. Podemos poner límites físicos (cerrando la puerta de nuestra habitación, alejándonos físicamente de alguien con quien no tenemos confianza y se acerca mucho a nosotros) y límites emocionales (no permitiendo que la otra persona nos haga daño y así preservar nuestros valores, opiniones y juicios). Ambos protegen nuestra autoestima y tranquilidad, y son uno de los pilares fundamentales de las relaciones saludables. Es necesario identificarlos y tener en cuenta que podemos cambiarlos o revisarlos. Recordemos que se pueden poner desde el

---

17 - Walter Dresel, *Toma un café contigo mismo*, Barcelona, Zenith, 2012.

más absoluto respeto y amabilidad. La parte más importante, y a la vez una de las más complicadas, es reconocer si algunos límites están siendo vulnerados por parte de otras personas.

¿Cómo suenan los límites emocionales?

- No gracias, no voy a ir.
- Lo siento, pero no me interesa.
- Gracias por tu opinión, pero yo decidiré qué hacer en esta situación.
- Esto es importante para mí y no lo voy a dejar para después.
- La próxima vez, avísame antes de venir, por favor.
- Necesito que me des espacio y que lo respetes.
- Entiendo tu punto de vista, pero yo tengo otro diferente.
- Si sigues hablándome así, me iré.
- Te agradezco la invitación, pero prefiero quedarme en casa.
- En estos momentos no puedo hacerme cargo de esto.
- Gracias por pensar en mí, pero no me siento cómodo en esa situación.
- Esto no me gusta, te pido que no insistas.

AGRESIVIDAD/SUMISIÓN/ASERTIVIDAD

Cuando nos relacionamos suelen darse tres tendencias o comportamientos sociales generalizados: agresividad, asertividad y sumisión.

Agresividad

La agresividad es una forma de comportamiento que no tiene en cuenta los deseos y las necesidades de las otras personas. Quienes la ponen en práctica entienden la vida como una lucha constante que los obliga a defenderse continuamente de los demás, aunque estos no tengan intención de herirlos. Sus relaciones están marcadas por problemas derivados de su propia gestión emocional.

Sumisión

La sumisión es el comportamiento que no tiene en cuenta los propios deseos y necesidades de la persona porque esta cree que no son tan importantes como los de los demás. La persona que la pone en práctica está gobernada por el miedo a la reacción de los demás, a la crítica y, en definitiva, por el temor a sentirse expulsadas del grupo. La primera prioridad de estas personas es sentirse integradas y para conseguirlo evitan molestar y se emplean en seguir la corriente. A su vez, eluden el conflicto y anteponen las opiniones de los demás a las suyas, y se adaptan a esa manera de proceder como mecanismo de supervivencia.

Asertividad

La asertividad es el comportamiento propio de la persona que ve al otro como un igual, que defiende sus propios derechos, que expresa sus emociones, tanto las agradables como las desagradables. Que se sabe conocedora de su dignidad, que no evita el posible conflicto, que no se deja manipular. La persona asertiva es segura a la hora de expresarse. Elia Roca[18] la define como «una actitud de autoafirmación y defensa de nuestros derechos personales, que incluye la expresión de nuestros sentimientos, preferencias, necesidades y opiniones, en forma adecuada; respetando, al mismo tiempo, los de los demás».

Es importante entender que **nuestras creencias tienen un impacto en la manera en que nos relacionamos**:

---

18 - Elia Roca, *Cómo mejorar tus habilidades sociales*, Valencia, ACDE Ediciones, 2014, vol. 4, p. 13.

Creencias de estilo agresivo	Creencias de estilo pasivo	Creencias de estilo asertivo
Tus necesidades no son tan importantes como las mías. No puedo mostrar vulnerabilidad ni debilidad. Las cosas se tienen que hacer como yo digo. Yo no me equivoco.	Mis necesidades no son importantes. Tengo que gustar a todos. No puedo cometer errores. Lo que dicen, piensan y hacen los demás es más importante que lo que yo digo, pienso y hago. No hay que interrumpir ni preguntar mucho porque si no molestaré. No tengo derecho a expresar mi enfado.	Mi punto de vista no es más valioso que el tuyo. Mis necesidades también son importantes. Tengo derecho a expresar mis emociones. Puedo equivocarme. Me valoro y valoro al otro como persona.

CREENCIAS Y LÍMITES

Los límites empiezan en nuestra infancia. Son nuestros padres o cuidadores principales los que nos transmiten el concepto de uno mismo separados de ellos y de los demás. Si de pequeños invalidaron lo que sentíamos, pensábamos o hacíamos, es decir, se saltaron nuestros límites y nos dieron a entender que las niñas o los niños buenos han de obedecer, podemos tener la creencia de que no está bien ser como somos y que los demás son más importantes que nosotros. Creceremos, entonces, con la idea de que el otro tiene más derechos y daremos más validez a las voces externas que a la nuestra propia. Asimismo, asumiremos la creencia de que no sabemos comunicarnos con otras personas.

Una herramienta que propone Albert Ellis es que actuemos de forma contraria a lo que pensamos, así nos daremos cuenta de que no es tan horrible como creíamos, de que no hay peligro y de que podemos hacerlo muchas más veces. Por ejemplo: si pensamos que haremos el ridículo con esa camiseta que nos regaló nuestra abuela porque nadie más la lleva, nos la ponemos igualmente y así aprenderemos a sostener esa emoción desagradable que seguro que sentimos. Otro ejemplo: si nos incomoda hablar con el camarero para pedirle la cuenta, lo hacemos de todas formas y en repetidas ocasiones. Cuando lo hayamos probado, veremos que no es tan terrible como nuestra mente se imaginaba.

DERECHOS ASERTIVOS

Los derechos asertivos son aquellos que poseemos todas las personas y que nos ayudan a proteger nuestra autoestima. He elaborado mi propia lista, en la que plasmo los más importantes y en la que incluyo algunos que nos comparte Olga Castanyer en su libro.[19] Estos derechos son importantes para relacionarnos con nosotros mismos y con los demás desde la responsabilidad.

1. El derecho a ser tratado con respeto.
2. El derecho a no ser perfecto ni gustar a todo el mundo.
3. El derecho a tener tus propias opiniones y creencias.
4. El derecho a ser escuchado y tomado en serio.
5. El derecho a decidir qué hacer con tu cuerpo y tu tiempo.
6. El derecho a decir no y establecer tus límites.
7. El derecho a pedir información.
8. El derecho a cambiar.
9. El derecho a cometer errores y equivocarte.
10. El derecho a no seguir los consejos de los demás.
11. El derecho a decidir qué hacer con tus propios problemas y a no responsabilizarte de los de los demás.

---

19 - Olga Castanyer, *La asertividad. Expresión de una sana autoestima*, Bilbao, Desclée De Brouwer, 1996.

12. El derecho a disfrutar y tener éxito.

13. El derecho a descansar, necesitar espacio y estar solo.

14. El derecho a decidir si quieres continuar o no una conversación.

15. El derecho a decir «no lo sé».

16. El derecho a enfadarte sin tratar mal a los demás por ello.

17. El derecho a pedir ayuda.

18. El derecho a dejar una relación o romper cualquier vínculo que te esté dañando.

19. El derecho a ser tú, sin sentirte culpable por ello.

EJERCICIOS

EJERCICIO 1

Técnica del sándwich

Existe un método comunicativo que nos permite establecer límites de forma amable y firme. Nos sirve para expresar de una manera asertiva lo que queremos, incluyendo aspectos positivos. Se trata de comenzar con un elogio sincero, un cumplido o un agradecimiento (esto correspondería a la primera rebanada de pan). Después seguimos con el relleno o sustancia, esto es, nuestro límite o petición, y acabamos con algo positivo o propuesta (la segunda rebanada de pan).

Voy a poner un ejemplo de una situación en la que una amiga se comporta de una forma tan insistente que invade mi espacio personal y no sé cómo decirle que pare:

1. Agradezco que quieras pasar tiempo conmigo y que me hayas venido a buscar al trabajo (PAN).
2. Sin embargo, hoy prefiero irme a casa a descansar (RELLENO).
3. ¿Qué te parece si un día de la semana que viene quedamos con más calma y hablamos sobre lo que tenemos pendiente? (PAN)

Disco rayado

Esta técnica se basa en repetir nuestro argumento u opinión de forma asertiva y serena hasta que la otra persona deje de insistir. Nos sirve cuando tenemos dificultades para decir que no. Un ejemplo muy evidente es cuando vamos a una tienda y la dependienta nos presiona para que compremos un complemento que combina con la camiseta que hemos elegido. Se trataría de repetir: «No, gracias, estoy conforme con mi compra» hasta que deje de insistir. No es necesario argumentar ni explicar las razones:

- Dependienta: «Llévate también este bolso, pega con la camiseta que te has comprado».
- Nosotros: «No, gracias. Estoy conforme con mi compra».
- Dependienta: «Pero si está muy bien de precio...».
- Nosotros: «No, gracias. Estoy conforme con mi compra».
- Dependienta: «Seguro que no te arrepientes, la otra chica salió muy contenta».
- Nosotros: «No, gracias. Estoy conforme con mi compra».

¿Cómo responderías o cómo actuarías si...?
Alguien te dice: «¡Qué fea es tu chaqueta, no me gusta nada!».

Tu respuesta: ....
....
....

Situación: Llevas una hora haciendo cola para el teatro y alguien se cuela justo delante de ti.

Tu respuesta: ....
....
....

¿Crees que tu respuesta será pasiva, agresiva o asertiva?
....
....
....

EJERCICIO 2

Preguntas para reflexionar:

- ¿Recuerdas la última vez que pusiste límites a alguien?

- ¿Crees que la opinión de los demás vale más que la tuya? ¿Crees que vale menos? ¿O crees que vale lo mismo?

- ¿Cuál crees que es tu estilo de comunicación: agresivo, asertivo o sumiso?

- ¿Cuál de los derechos asertivos te cuesta más mantener consciente y llevarlo a la práctica?

- ¿Tienes claro cuáles son tus límites?

....

....

....

....

- ¿Cómo los defiendes?

....

....

....

....

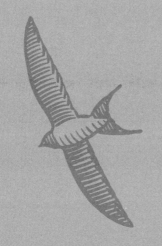
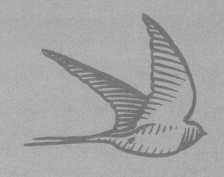

LA ACEPTACIÓN

Lo que niegas te somete.
Lo que aceptas te transforma.

CARL JUNG

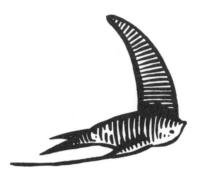

UNA TARTA Y TRES CUMPLEAÑOS

¿Cuántas probabilidades hay de que tu cumpleaños coincida con el de tu madre? Muy pocas, ¿verdad? Imaginad entonces las opciones de haber nacido exactamente el mismo día y mes que tu madre y tu abuela. Esta improbable casualidad era la realidad del joven que estaba a punto de soplar las velas. Había dado ya la vuelta alrededor del sol dieciséis veces, pero no le parecían suficientes. Sentía no ir lo bastante rápido y desde el temperamento adolescente todo parecía estar lleno de quejas, dudas y lamentos. El chico escribió en su diario, como había hecho en otras ocasiones, las emociones y pensamientos que le habían provocado la jornada.

Querido diario:

Hoy he vuelto a cumplir años, y pese a que no paran de repetirme lo grande que estoy, me siento demasiado pequeño. No es una cuestión de estatura o de complexión. Comparándome con mis familiares siempre he sido el más joven, el renacuajo de siempre, el último en llegar. En este contexto cuesta poder encontrar tu lugar, ya que no es sencillo hacerte valer en un mundo de adultos.

Deseo que mi opinión sirva de algo y la tengáis en cuenta cuando os digo lo que quiero ser de mayor o cuando manifiesto las injusticias que veo con mis propios ojos en este mundo tan imperfecto.

Noto que mi energía desborda el alcance de mis acciones, ya que, a ojos de mi entorno y de la sociedad, soy menor. No dispongo de la edad suficiente para poder hacer cantidad de cosas hermosas.

*Quiero conducir en coche cerca del mar para bajar las ventanillas y sentir la brisa en mi rostro. Ir con mis amigos de viaje a nuestro antojo, sintiendo la libertad en cada ruta, y tomarnos una cerveza en un bar, sin tener que escondernos. También me gustaría tomar partido en unas elecciones y decidir con mi voto. Ser amo de mi destino y sentirme un ciudadano pleno. Sé que el tiempo pasará, pero no dejo de pensar que me estoy perdiendo muchas cosas. **Me cuesta aceptar lo joven que soy.***

Siento que soy pequeño en un mundo muy grande.

Eneko

El joven, despistado, dejó su cuaderno abierto por esa misma página y salió de casa. Esa tarde había quedado con unos amigos para ir al centro y celebrar el cumpleaños. Una media hora más tarde, su madre, que entraba a recoger un poco su cuarto, reparó en su cuaderno abierto encima de la mesa. Estaba un poco preocupada por el malestar que arrastraba su hijo las últimas semanas, así que revisó el escrito.

Cuando lo hubo leído y releído, con el corazón rebosante de sentimientos, no dudo en coger el boli y responderle en la página siguiente:

Querido hijo:

Yo también he cumplido años, y pese a que no paran de repetirme que estoy como siempre, me veo demasiado mayor. No es una cuestión de aspecto o forma. Comparándome con mis familiares ya soy de las más viejas, la pureta de siempre, la que llegó hace cuarenta y cinco años. En este contexto a veces cuesta poder encontrar tu lugar, ya que no es sencillo entender los nuevos códigos en un mundo de tecnología, redes sociales y jóvenes.

Deseo que mi perspectiva sirva de algo y la tengáis en cuenta cuando os recomiendo lo que podéis ser de mayores o cuando trato de explicaros las injusticias o aspectos que no entendéis de este mundo, efectivamente, imperfecto.

Noto que mi energía no responde al deseo de mis acciones, ya que, a ojos de mi entorno y de la sociedad, soy mayor. No dispongo del entusiasmo para seguir haciendo cantidad de cosas hermosas. Quiero seguir saliendo a bailar, desmelenada, sin preocuparme por los que me puedan mirar o los que pregunten por mi marido. Salir a cenar o a tomar algo y que nadie nos critique por si nos reímos más de la cuenta o elevamos un poco la voz. Ir al gimnasio y ejercitarme sin complejos o presiones. También me gustaría poder llevar la ropa que me diera la gana sin tener que dar explicaciones. Ser dueña de mi libertad y sentirme una persona más y no una mujer mayor que quiere seguir siendo joven. Que no me juzguen por tardar un poco más al enviar un mensaje con el teléfono móvil o al no conocer el meme al que se refieren.

*Sé que el tiempo ha pasado, pero no dejo de pensar que no estoy dispuesta a perderme nada. **Me cuesta tanto aceptar todos los años que voy cumpliendo.***

Siento que soy mayor en un mundo que ha avanzado muy rápido.

Rosa

Cuando hubo descargado sus pensamientos, tratando con ello de enseñarle al chico las cosas que debía aceptar y relatando con complicidad alguna de sus inquietudes, se sintió un poco rara. No sabía si había hecho lo correcto. Tal vez estaba interfiriendo en la intimidad de su hijo, por lo que decidió compartirlo con su madre, que se encontraba en la planta baja merendando la última porción de la tarta de cumpleaños. La abuela del joven sonrió y le quitó importancia al asunto. Le dijo que ella habría hecho lo mismo, que ambas cartas eras auténticas y sinceras muestras de una etapa vital.

Lo que nadie sospechó es que la abuela, sin que nadie se percatara, añadió al lado su propia carta:

Querida hija y querido nieto:

Por casualidad, yo también he cumplido años, y pese a que no paran de repetirme que aún me queda mucho tiempo por delante, me veo y siento anciana. No es una cuestión solo biológica, también es por lo mucho que vosotros habéis crecido. Os vi nacer a todos y ahora siento que me superáis en todo. Comparándome con mis familiares ya soy la mayor, la vieja de siempre que encara la recta final de su vida. En este contexto a veces cuesta encontrar tu lugar, ya que no es sencillo entender lo que ocurre en este mundo tan moderno y cambiante.

Deseo que mi larga experiencia os sirva de algo y la tengáis en cuenta cuando soy pesada y os aconsejo. Cuando os lleno los oídos de refranes y anécdotas que os sabéis de memoria. El mundo en el que yo nací ya no existe, pero las injusticias y los problemas siguen presentes y no debemos cansarnos de luchar. Mi generación no tuvo tantas comodidades, seguramente estuvimos rodeados de prohibiciones y obligaciones, pero no nos faltó optimismo. Quizá por eso, y por las ochenta primaveras que llevo en la mochila, valoro los avances que hemos conseguido y celebro que los podáis disfrutar.

Noto que mi energía ya se va apagando y limita mis acciones. A ojos de mi entorno y de la sociedad, pertenezco a la tercera edad. Me cuesta seguir haciendo cantidad de cosas hermosas por mí misma.

Aun así, no voy a renunciar a mi independencia, a salir a merendar con mis amigas, a los paseos por la montaña con el abuelo o a mis lecturas nocturnas. Sé que ahora debo privarme del azúcar, vigilar por dónde andamos para no hacernos daño y he tenido que graduar mis gafas varias veces para seguir leyendo, pero no son más que peajes necesarios. A mí lo que opinen los demás, como podéis entender, me importa entre poco y nada. Con el tiempo veréis que no erais tan importantes. Agradezco a los jóvenes que me ceden el asiento en el autobús o a las mujeres que me ayudan a encontrar los productos en el supermercado, pero no voy a culparme por moverme más lenta o pensarme más las cosas. Si me tengo que leer tres veces el mensaje en el teléfono y os llamo sin querer, lo tendréis que entender.

Acepto mi momento vital, haber llegado hasta aquí y cada kilómetro de este viaje. No pienso cargar en contra del tiempo porque siempre perderé.

Sé que llevo ya tiempo en este mundo (ni os imagináis lo rápido que se me ha pasado) y soy consciente de que no me queda demasiado por aquí, pero no dejo de pensar que todo ha valido mucho la pena.

Cuando os veo a vosotros, siento que lo dejaré en buenas manos.

Amelia

CREENCIAS LIMITANTES

Aceptarme es ~~resignarme~~
(dejar de luchar contra mí)

Si me acepto, ~~no cambio~~
(entonces puedo cambiar)

Aceptar las cosas como son es ~~de cobardes~~
(liberador)

Acepto ~~lo bueno~~ de mí
(todo)

~~No soporto~~ mi realidad, ~~no~~ puedo aceptarla
(Comprendo)

¿CÓMO SOLTAR LO QUE NO ESTÁ BAJO NUESTRO CONTROL?

ACEPTACIÓN Y CONTROL

Tal como expresó el filósofo, teólogo y escritor Reinhold Niebuhr en su plegaria de la serenidad, la aceptación es el puente que nos hará pasar del dolor a la liberación: «Señor, concédeme serenidad para aceptar todo aquello que no puedo cambiar, fortaleza para cambiar lo que soy capaz de cambiar y sabiduría para entender la diferencia». Esta oración está estrechamente relacionada con la teoría de los estoicos.[20] El estoicismo es una corriente filosófica originada en Atenas y fundada por Zenón de Citio en el siglo III a. C. Gran parte de su doctrina se basaba en la aceptación de las cosas y en la liberación que entrañaba soltar las que no están bajo nuestro control para conseguir así serenidad y felicidad. Buscaba asimismo una independencia interior y aprender a orientar los esfuerzos y las energías en lo que sí depende de nosotros, esto es, la dicotomía estoica del control, concepto que significa la aceptación de que algunas cosas dependen de nosotros y otras no.

A la mayoría de nosotros nos cuesta llevar a la práctica dicha aceptación de la realidad sin pretender cambiarla, cosa que comparto, defiendo y recomiendo.

---

20 - Massimo Pigliucci, *Cómo ser un estoico,* Barcelona, Ariel, 2018.

Otros dos conceptos interesantes relacionados con el estoicismo son el *memento mori* y el *amor fati*.

La expresión *memento mori*, que literalmente significa «recuerda que vas a morir», es un recordatorio de la mortalidad del individuo. Las personas debemos aceptar que tenemos un final y que cada día puede ser el último de nuestra vida, por eso el estoicismo nos invita a tener presente que cada día puede ser el último que saboreemos esa comida, que veamos a esa persona, que contemplemos un atardecer o que descubramos las montañas bajo las nubes, de ahí que nos invite a vivir el momento presente como si fuese el último, a atribuir el verdadero valor de las cosas y a tener una mayor perspectiva. Asimismo, nos sirve para entender que nuestras acciones tienen trascendencia.

El *amor fati*, «ama tu destino», nos anima a amar lo que sucede, a abrazar hasta cierto punto todo lo que nos pasa y a aceptarlo como parte de nuestro relato vital.

Una de las metáforas más famosas del estoicismo fue escrita por Cicerón.[21]

Ante un arquero que desea acertar en el blanco, Cicerón describe todo aquello que está bajo el control del tirador: el tipo de arco, la flecha, el blanco que elije, así como su preparación y experiencia previa. Pese a controlar todos estos factores, Cicerón advierte que su éxito no está garantizado, ya que existen otras cuestiones que están fuera de su control: rachas de viento, que algo se interponga entre el objetivo o que el propio blanco pueda moverse. Ante esta situación, sería conveniente que el arquero entrenara aquello que puede mejorar y aceptara lo que está más allá de su influencia.

---

21 - Marco Tulio Cicerón, *Del supremo bien y del supremo* mal, Madrid, Gredos, 1987.

Recuerdo un episodio durante unas vacaciones de un mes de agosto en el que decidimos pasar el día en unas islas en el norte del país. Teníamos el billete comprado desde hacía meses y mucha ilusión por el trayecto en barco. Cuando llegó el día, empezó a llover repentinamente. Fue algo por completo inesperado, ya que los días anteriores el sol había resplandecido con mucha fuerza. Cómo podía ser que nos ocurriera aquello a nosotros. ¡Qué mala suerte!, ¡qué injusto! Recuerdo que pasé la hora del trayecto en barco repitiéndome un discurso negativo que no me ayudó en nada y que solo me generó más frustración. Cuando llegamos a la isla, seguía lloviendo y el paisaje adquirió un aspecto cinematográfico: había pocas personas y estaba todo cubierto por la neblina encantada. La imagen me encandiló. Seguimos andando y después de dos horas, paró la lluvia y pudimos disfrutar de las playas. Ahora, pasados unos años y con perspectiva, le diría a esa Sara que la meteorología es algo que está fuera de su control, que la vida no tiene que ser justa o injusta con ella, que es como es y que lo único que dependía de ella era la actitud con la que decidía pasar el día.

Esta filosofía también la podemos aplicar con relación a los demás. Si tenemos la creencia de que hemos de gustar a los otros para ser felices o válidos, en el momento en que recibamos una crítica o no gustemos a alguien, nos sentiremos perturbados. Desde esta perspectiva entendemos, pues, que gustarle a alguien no está bajo nuestro control, pero en nuestra mano está cómo actuamos ante esa persona, cuán educados y amables somos. Todo lo demás depende de ella y de su mundo interior, algo completamente íntimo. No controlamos qué creencias tiene ni sus juicios y mucho menos su historia vital, la cual condiciona gran parte de la opinión que construya sobre nosotros.

QUÉ DEPENDE DE MÍ VERSUS QUÉ NO

Esta es la gran sabiduría de responsabilizarnos de lo que depende de nosotros y dejar ir lo que no está en nuestras manos:

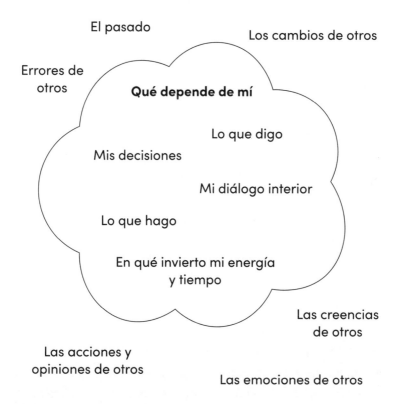

ACEPTARSE A UNO MISMO

Aceptar algo no significa que nos tenga que gustar. Podemos aceptar nuestro cuerpo, aunque no nos agrade todo de él. Podemos aceptar cómo somos en este momento de nuestra vida, aunque no estemos completamente satisfechos. Solo de esta forma, desde la aceptación y no desde el rechazo, logramos hacer los cambios oportunos, porque no estamos enfocados en la queja, sino en el instante concreto. Si nos resistimos a algo que no depende de nosotros, generaremos emociones desagradables y sufriremos por partida doble. Si existe algo que no nos gusta, resistirnos a ello es añadirle más dolor.[22]

Una de las herramientas que nos puede ayudar para transitar en este proceso es la autocompasión, es decir, tratarnos a nosotros de la misma forma que trataríamos a alguien a quien amamos cuando está sufriendo. ¿Cómo crees que hablarías a tu pareja si tuviera un problema en el trabajo que le está causando sufrimiento? ¿Cómo crees que acompañaría una madre amorosa a su hijo, que no para de llorar, el primer día de colegio? Seguramente desde el más absoluto amor. Ser autocompasivos supone ser una buena compañía para nosotros, ser nuestro propio aliado y mejor amigo. Estar en nuestro propio equipo. Abrazarnos cuando fracasamos y arroparnos el corazón cuando alguien lo lastima.

Kristin Neff[23] es una psicóloga estadounidense e investigadora pionera del campo de la autocompasión y en su obra analizó diversos estudios científicos que respaldan la idea de que la autocompasión está relacionada con un mayor grado de felicidad, esperanza y optimismo. Las personas con esta capacidad obtienen mayor satisfacción con su vida y sufren menos ansiedad, depresión y estrés. En su libro *Autocompasión fiera*, establece los tres elementos que la caracterizan: atención plena (mindfulness), humanidad compartida y bondad.

---

22 - Vicente Simón, *Aprender a practicar mindfulness*, Barcelona, Sello Editorial S.L., 2011.
23 - Kristin Neff, *Autocompasión fiera*, Barcelona, Paidós, 2022.

- **Atención plena.** Consiste en aceptar nuestro malestar, sin evitarlo ni huir de él. En estar en el presente con todos nuestros sentidos y con conciencia plena sobre nuestros pensamientos. De esta forma podemos conocer nuestro dolor y estamos con él.
- **Humanidad compartida.** Todos los seres humanos sufrimos y por ende cargamos una mochila emocional. Todos tenemos una historia que contar, por lo que no estamos solos.
- **Bondad.** Consiste en tener una actitud amable y en dar apoyo a uno mismo. La bondad se traduce en valorar qué necesitamos y qué podemos hacer por nosotros mismos. Es un antídoto amable contra las adversidades.

Ejemplos:

> Voy a hacer deporte porque odio mi cuerpo y lo quiero cambiar (rechazo) → Voy a hacer deporte porque respeto mi cuerpo y lo quiero cuidar (autocompasión).
> Voy a comerme otro trozo de tarta, total mi físico ya no tiene solución (rechazo) → Voy a comerme este trozo de tarta porque me apetece disfrutar de él (autocompasión).

SER AGRADECIDOS

Ser agradecido es clave para sentir calma. El agradecimiento nos conecta con nuestro presente, con lo que ya es y no con lo que nos falta. En el momento en que agradecemos, valoramos lo que tenemos y abrimos los ojos de verdad. El agradecimiento, de la mano de la aceptación, nos ayuda a entender que no tenemos que ser los mejores y que nuestra vida no tiene que ser perfecta. Nos enseña a querer también nuestras debilidades, los momentos negativos o situaciones en las que la vida se vuelve un poco más dura. Es la fuerza en los momentos en los que no tenemos fuerza. Por eso, siempre insisto en que hay que ser muy valiente para introducir la aceptación en tu vida. Considero que la aceptación es la base del castillo de la valentía, ya que, para construir una fortaleza que nos defienda, hay que aceptar también aspectos duros y dolorosos. Entiendo que en el proceso de aceptación podremos reducir la intensidad de nuestra tristeza. De hecho, es muy difícil estar muy triste y agradecido a la vez.

EJERCICIOS

EJERCICIO 1

Diario de gratitud

Elige el formato que más te apetezca para crear un diario. Puede ser una libreta, unas hojas en blanco..., lo que prefieras. Busca inspiración. Se trata de escribir cada noche tres cosas por las que estás agradecido hasta crear el hábito. Pueden ser tanto aspectos cotidianos como otras cuestiones más relevantes. Cuando sientas que no tienes nada, vuelve a leer tu diario. Te ayudará a tomar conciencia cuando estés funcionando en automático y a conectar con sensaciones agradables.

Establece una lista de cosas por las que estés agradecido.

Ejemplos: Tengo una cama cómoda donde dormir cada día / He escrito a mi amiga y he podido contarle cómo estoy.

- ....
- ....
- ....
- ....
- ....
- ....

EJERCICIO 2

Qué está bajo mi control y qué no

Piensa en una situación actual o futura que te preocupe. Dibuja dos columnas. En una escribe las cosas que en dicha situación dependen de ti y en la otra las que no. Pon tu energía en la lista de cosas que están bajo tu control y deja de lado las otras.

Ejemplo: Mañana tengo una entrevista de trabajo.

Depende de mí	No depende de mí
Mi preparación	El estado de ánimo del entrevistador
Mi actitud	Lo que pueda pasar en el trayecto
Qué trayecto elijo para ir	Que se retrase el transporte público

Tu situación:

Depende de mí	No depende de mí

Preguntas para reflexionar:

- ¿Cuántas cosas aceptas al día?

....

....

....

- ¿Qué es lo que más te ha costado aceptar hasta el día de hoy?

....

....

....

- ¿Contra qué luchas?

....

....

....

- ¿Eres capaz de distinguir lo que está en tu mano de lo que no?

....

....

....

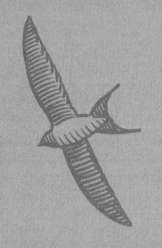
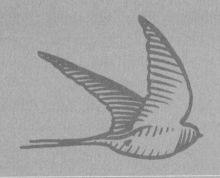

LAS REDES SOCIALES Y LA SALUD MENTAL

La tecnología por sí sola no basta, también
hay que poner el corazón.

JANE GOODALL

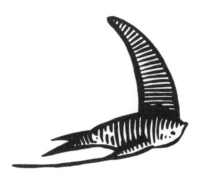

LA INFLUENCIA DE UN BUEN ENTORNO SOCIAL

Llevaba un rato leyendo y releyendo el mensaje que estaba a punto de publicar. Durante la pandemia, Sofía se refugió en su afición por la moda y pudo compartirla a través de las redes sociales. Desde niña, quedaba encandilada con los vestidos de las princesas que protagonizaban sus películas favoritas, con los trajes que se describían en las novelas que leía antes de ir a dormir o con las prendas que cosía su abuela, a la que ayudaba. Quizá por eso decidió abrir su propio espacio virtual en el que se dedicaría a crear y divulgar contenido relacionado con la indumentaria. En pocos años, la página había logrado un notable número de seguidores. Las muchas interacciones y el gran tráfico social que generaba llevaron a aquel pequeño e íntimo rincón a convertirse en todo un escaparate internacional. Gracias a su éxito, recibió una invitación formal para la convención de creadores de contenido más prestigiosa del año. Tras un último repaso al texto, por fin apretó el botón de su teléfono y lo publicó:

> ¡Hola, chic@s! Me hace mucha ilusión comunicaros a todos vosotros que, después de tres años de vida, nuestra comunidad ha sido invitada al encuentro de influencers más importante de nuestro país. Será una oportunidad para desvirtualizarnos, divertirnos y compartir en persona nuestra pasión por la moda. Estoy deseando ver vuestros mejores diseños. ¡Os espero!

En paralelo, la mente de Sofía también hacía su propia publicación:

> ¡Hola, chic@s! Me genera un poco de ansiedad comunicaros que, después de tres años protegida tras la pantalla de mi teléfono móvil, nuestra comunidad ha sido invitada al evento presencial de influencers más importante de nuestro país. Espero que no se convierta en el escenario en el que afloren mi vergüenza, mis complejos físicos y mi miedo a no encajar. Estoy deseando que mis diseños sean lo bastante buenos y que estén a la altura. ¡Solo espero que salga bien!

Faltaba una semana para el evento y Sofía aún no tenía decidido su atuendo. Le sobraban opciones y posibilidades dentro de su armario, pero solo podía elegir uno. El hecho de tener que decantarse tan solo por una opción aumentaba su inquietud. Dudaba entre varios modelos y temía que finalmente su elección no estuviera al nivel, o peor aún, que fuera duramente criticada. Para tratar de evitarlo, y con ánimo de hacer partícipes a sus seguidores, decidió publicar una encuesta en sus redes sociales:

> ¡Buenas! ¡Tan solo faltan unos pocos días para la gran noche! Quisiera haceros partícipes de este momento tan importante, así que os propongo que decidáis conmigo cuál de estos dos conjuntos preferís para la gran gala. La publicación que tenga más «Me gusta» será la opción definitiva. ¡Votad sin miedo!

Y en su mente, Sofía volvía a publicar un post muy distinto:

> ¡Buenas! Faltan ya muy pocos días y mis nervios van cada vez a más. Tengo tantas dudas sobre el conjunto que voy a ponerme que os pido ayuda para decidirme. La publicación con más aceptación será la opción definitiva. Tengo miedo.

Un par de días después, el vestido rojo se erigió claramente como el más popular. A Sofía le gustaba mucho, pero, siendo sincera consigo misma, se inclinaba cada vez más por la otra opción. Sin embargo, ahora ya no podía dar marcha atrás. Había delegado a las redes sociales la elección. Aun así, en su indecisión, decidió consultar otro parecer.

Su vecina de toda la vida, Bibiana, una mujer de setenta y cinco años, amiga de su abuela y experimentada costurera que muchas veces le había servido de inspiración, que vivía además al margen de cualquier tecnología y desconocía las redes sociales, le había ofrecido en otras ocasiones un punto de vista muy interesante, así que no dudó en compartir con ella su dilema. La mujer optó por la elección de Sofía: el vestido negro, sofisticado y elegante. Pero en redes había recibido peores comentarios y la mayoría prefería el rojo. Sofía, sometida a la presión, acabó cediendo y optó por la opción favorita de sus seguidores. Entonces publicó:

> ¡Qué nervios! ¡La opción del vestido rojo ha arrasado! ¡No sabéis lo feliz que me siento! Aprovecho el momento para desvelaros mi acompañante para la fiesta: ¡mi sastre Bibiana! Es una persona que me ha servido siempre de inspiración y estoy segura de que nos divertiremos mucho.

Sofía de nuevo publicaba algo muy distinto en su mente:

> ¡Demasiados nervios! Finalmente, la opción que menos me gustaba ha sido la que ha arrasado, no sabéis lo mucho que he dudado y cómo me ha costado gestionar la presión. Además, es el momento de desvelaros que en realidad no tenía demasiados acompañantes para la fiesta y que se lo voy a pedir a mi vecina. Es una persona que espero pueda darme la confianza que a mí me falta y ojalá que nos lo pasemos bien.

Efectivamente, decidió que sería su vecina quien la acompañara al evento. Al comentárselo, la mujer sonrió e inmediatamente le enseñó el vestido dos piezas de colores llamativos y con motivos florales bordados que pensaba llevar. Era un vestido retro, reservado para ocasiones especiales, realmente espectacular y que guardaba desde su juventud. Le había hecho unos cuantos arreglos con el paso del tiempo y le seguía quedando espectacular.

Cuando llegaron al lugar del encuentro, Sofía sentía tanta ilusión como ansiedad. Pensaba que ella no había hecho nada para merecer estar allí, pues dudaba de forma continua de su talento para la creatividad y el estilo. Sin embargo, confiaba plenamente en el desparpajo natural de Bibiana y eso le generaba seguridad. Se presionaba y exigía mucho, quería dar respuesta a cada *like* recibido y evitar quedar como una impostora. Su acompañante, en cambio, vivía cada instante con la emoción de la novedad. Tenía los ojos brillantes y abiertos como platos. Pronto todas las miradas se clavaron en Bibiana. Su inimitable y hermoso vestido, sumado a sus auténticas y carismáticas interacciones cada vez que alguien le pedía una foto o le hacía un comentario, hicieron que destacara por encima de modelos, creadoras de contenido y famosos.

Al cabo de las horas, la sensación que había suscitado Bibiana se materializó en las redes y se hizo viral. Vídeos y fotos de la mujer circulaban por todas las plataformas a una velocidad de vértigo. Sofía veía cómo subía su *engagement* y cómo los comentarios se agolpaban de manera frenética. La personalidad extraordinaria de su vecina iluminó por completo la gala y le generó mucha confianza, de modo que todos sus temores se disiparon y pudo disfrutar del acierto de su atuendo y de sus seguidoras y compañeras de redes, que resultaron ser muy agradables y afines a ella. El sufrimiento previo, las inseguridades, la presión, todos los aspectos negativos que le provocaba la continua exposición a las redes desaparecieron por una noche.

La experiencia vivida hizo que Sofía tomara conciencia de cómo había llegado a alejarse del mundo real, y Bibiana, por su parte, le había regalado una lección en primera persona y y a la vieja usanza sobre las relaciones. **Le mostró que su forma de socializar con naturalidad era tan efectiva como una publicación compartida con decenas de seguidores.** Entendió así que las redes sociales estaban formadas por la suma de personas individuales, con sus días malos, sus dudas y sus miedos, por lo que trató de no volverse a culpar por sentirse mal **y dejó de exigirse la perfección que transmiten las pantallas porque no existe.**

Paradójicamente, Sofía también regaló a su vecina una experiencia única sobre el mundo digital y el avance tecnológico. A su edad se quedó fascinada por haber visto a tan distintas personas en unidas aleatoriamente en un contexto dispar, compartiendo aficiones desde cualquier rincón del mundo. Se sorprendió al ver a aquellas jóvenes que dominaban con una habilidad innata sus teléfonos móviles para describir y compartir lo que estaban viviendo. Hasta cierto punto, las dos pudieron conocer una visión de la realidad del todo distinta a la que estaban acostumbradas y comprendieron a su vez que **la dimensión virtual y la presencial pueden ser complementarias** y que se puede disfrutar de sus beneficios teniendo siempre en cuenta los riesgos que conlleva.

Ya de vuelta a casa, desde la perspectiva que nos da la distancia, Sofía publicó:

> Muchas gracias por el día de ayer. ¡El evento fue todo un éxito! Os debo confesar que tenía muchas dudas y que pasé muchos nervios, tanto por el vestido como por mi miedo a no estar a la altura de las expectativas. Por fortuna, lo pude gestionar todo con la ayuda de mi amiga Bibiana, la verdadera estrella de la noche. Tengo que agradecerle a ella su compañía, y la de todas las personas que conocí, con las que pude compartir buenos momentos.
>
> Ayer aprendí algunas lecciones que a partir de ahora trataré de aplicarme para reducir el malestar que me habían provocado las redes. De ahora en adelante me mostraré como realmente soy.

Esta vez, Sofía no necesitó publicar nada más en su mente.

CREENCIAS LIMITANTES

Las redes sociales son ~~imprescindibles~~
(una herramienta más)

Tengo que estar en las redes sociales ~~y ser popular~~
(si lo deseo)

Sirven para ~~medir el estatus de~~ las personas
(conectar y compartir con)

Es ~~la única forma~~ de relacionarse
(una de muchas formas)

Es importante ~~estar en~~ las redes sociales
(protegerse de)

LO MEJOR Y LO PEOR DEL MUNDO ONLINE

LAS REDES SOCIALES

Antes de la aparición de las redes sociales, solíamos mantener grandes conversaciones; ahora nos comunicamos más por chat. Teníamos más presencia; ahora más estímulos. Antaño poníamos más atención; ahora somos más vulnerables a la distracción. Internet y las redes sociales nos han abierto un mundo de posibilidades y también de inseguridades si no se usan con conciencia. El informe Digital 2024 realizado por We Are Social[24] afirmó que el número de usuarios activos en redes sociales ha superado los cinco billones, el equivalente al 62,3 % de la población mundial. El usuario promedio pasa 2 horas y 23 minutos al día en las redes sociales y usa 6,7 plataformas cada mes. TikTok es la plataforma donde más tiempo pasamos, con más de una hora al día, y YouTube ocupa el segundo lugar. Este año la red social favorita es Instagram, y WhatsApp queda en segundo lugar. Con echar un simple vistazo a nuestro alrededor nos percataremos enseguida de cómo el móvil forma parte de nuestros hábitos y rutinas. Hace

---

24 - We Are Social, *Digital 2024: 5 billones de usuarios en social media.* <https://wearesocial.com/es/blog/2024/01/digital-2024-5-billiones-de-usuarios-en-social-media/>, 11 de agosto de 2024.

cuatro años, motivada por esta transformación en la comunicación, revisé algunos artículos científicos sobre la relación entre el uso de las redes sociales y la autoestima en adolescentes. Expondré algunas conclusiones de estos estudios encontrados más adelante.

¿Qué son?

Las redes sociales son una herramienta de expresión y comunicación para millones de personas. Se definen como espacios virtuales a través de los cuales podemos comunicarnos y compartir información. Todas ellas se caracterizan por la gran cantidad de datos que proporcionan, las relaciones que establecemos con otras personas, las diversas funciones, etcétera. No son ni buenas ni malas en sí mismas. Pueden llegar a proporcionar grandes oportunidades o ser muy perjudiciales dependiendo del uso que de ellas hagamos. Nuestra conciencia será clave. Si la imagen que mostramos a través de ellas no concuerda con la real, podemos llegar a sentir frustración o malestar, ya que no existe coherencia entre quienes somos en el mundo virtual y quienes somos en el mundo físico. A menudo, el yo digital no coincide con el yo real. Y sabemos que la coherencia es lo que da sentido a nuestra experiencia. Como vemos, encontramos posibles riesgos y beneficios en ellas. Entre sus posibles riesgos hablamos de adicción. En las redes sociales existen conductas que generan recompensas y, por tanto, una tendencia a repetirlas que se traduce en que la persona con una mayor vulnerabilidad pueda llegar a desarrollar una adicción,[25] sobre todo entre los adolescentes o personas que puedan padecer estrés, soledad o depresión. La problemática aumenta cuando la per-

---

25 - Xavier Sánchez-Carbonell, Marta Beranuy, Montserrat Castellana, Andrés Chamarro y Ursula Oberst, «La adicción a Internet y al móvil: ¿moda o trastorno?», *Adicciones,* 2008, 20(2), pp. 149-159.

sona las utiliza como medio para reducir su malestar emocional. También, la falta de límites, el anonimato, la sensación de distorsión del tiempo y desinhibición, así como el bajo coste, son componentes que las hacen propensas a desarrollar una adicción.[26]

Hay dos términos hasta cierto punto negativos que se han popularizado a raíz del auge de las redes. Uno es el inglés FOMO (*fear of missing out*), que hace referencia al miedo o la preocupación por perdernos experiencias en las que no estamos presentes pero los demás sí y que conlleva que nos conectemos compulsivamente a la red para no perdernos nada de lo que pasa en ellas. El otro término es el de nomofobia, miedo irracional a salir a la calle sin el teléfono móvil.

En contraposición, entre los beneficios observamos que las redes sociales pueden llegar a ser una fuente de conocimiento, una manera de enseñar cosas variadas a través de la creación de contenido y de aprender otras muchas, una forma de crear nuevas relaciones, incluso entre las personas a las que les cuesta más establecerlas. Podemos también formar comunidades con unos mismos intereses y encontrar personas con gustos similares. Asimismo, favorecen la creación de modas, de grupos de apoyo y opinión.[27] Dentro de los efectos positivos, y según el informe elaborado por RSPH y YHM en 2017,[28] se encuentran el acceso a distintas experiencias de salud por parte de otros usuarios y expertos, el apoyo emocional, el desarrollo comunitario, la autoex-

---

26 - Enrique Echeburúa y Ana Requesens, *Adicción a las redes sociales y nuevas tecnologías en niños y adolescentes*, Madrid, Pirámide, 2012.
27 - David Caldevilla Domínguez, «Las Redes Sociales. Tipología, uso y consumo de las redes 2.0 en la sociedad digital actual», *Documentación de las ciencias de la información*, 2010, 33, pp. 45-68.
28 - Royal Society for Public Health y Young Health Movement (RSPH y YHM), «#StatusofMind: Social Media and Young People's Mental Health and Wellbeing», *Royal Society for Public Health*, 2017. <https://www.rsph.org.uk/static/uploaded/d125b27c-0b62-41c5-a2c0155a8887cd01.pdf>.

presión e identidad propia y la creación y mantenimiento de relaciones.

NARCISISMO

Según la Asociación Estadounidense de Psiquiatría,[29] las personas narcisistas presentan los rasgos siguientes: un sentido grandioso de su propia importancia, fantasías de éxito, poder, brillantez, belleza o amor ideal. También se caracterizan por creerse superiores, sentir menos empatía, tener comportamientos arrogantes y sentimientos de envidia. Varios estudios han reflejado la relación entre los rasgos narcisistas de personalidad con el uso problemático de internet. Los sujetos que presentan un mal uso pueden desarrollar rasgos de personalidad narcisista, pero solo aquellos que utilizan las redes sociales más visuales, como Instagram, en comparación con otras redes menos visuales y más enfocadas en textos cortos, como Twitter.[30]

Los individuos con estas tendencias narcisistas son considerados un grupo de riesgo, ya que tienden a publicar más imágenes de ellos mismos y esto, a su vez, provoca que aumenten sus niveles de narcisismo al recibir recompensas ante la compartición de sus propias fotografías con otros. Por tanto, también se incrementa el uso que hacen de las redes sociales y ello los anima a participar en comportamientos superficiales.[31]

---

29 - American Psychiatric Association (APA), *Manual diagnóstico y estadístico de los trastornos mentales*, Madrid, Editorial Médica Panamericana, 2013.
30 - Phil Reed, Nazli I. Birçek, Lisa A. Osborne, Caterina Viganò y Roberto Truzzoli, «Visual Social Media Use Moderates the Relationship between Initial Problematic Internet Use and Later Narcissism», *The Open Psychology Journal*, 2018, 11(1), pp. 163-170. <https://doi.org/10.2174/1874350101811010163>.
31 - Daniel Halpern, Sebastián Valenzuela y James Katz, «"Selfie-ists" or "Narci-selfiers"?: A Cross-Lagged Panel Analysis of Selfie Taking and Narcissism», *Personality and Individual Differences*, 2016, 97, pp. 98-101. <https://doi.org/10.1016/j.paid.2016.03.019>.

Para evitar confundir una autoestima alta con el narcisismo, he elaborado esta tabla basándome en el estudio realizado por Brummelman, Thomaes y Sedikides en 2016:[32]

Narcisismo	Autoestima alta
Sentimiento de superioridad	Satisfacción consigo mismo
Deseo de superar a los demás	No deseo de dominio
Adolescencia: época en que se alcanza el grado más elevado	Adolescencia: alcanza su grado más bajo
Alimentado por la sobrevaloración de los padres	Alimentado por la calidez de los padres
Se consideran más valiosos que los demás	Se consideran personas dignas

ESTUDIOS SOBRE EL USO DE LAS REDES SOCIALES Y LA AUTOESTIMA

Cada vez son más las investigaciones en torno a las redes sociales y cómo pueden afectar a nuestra salud mental, ya que se han convertido en parte de nuestro día a día. Un ejemplo de ello es el estudio realizado en 2021 en el que participaron 11.427 personas de trece a quince años con la intención de establecer relaciones entre diferentes tipos de actividades online y los indicadores de salud mental. Concluyó que un mayor uso de redes sociales está asociado con conductas de autolesión, síntomas depresivos, baja satisfacción con la vida y bajos niveles de autoestima.[33] En la mis-

---

32 - Eddie Brummelman, Sander Thomaes y Constantine Sedikides, «Separating Narcissism from Self-Esteem», *Current Directions in Psychological Science*, 2016, 25(1), pp. 8-13. <https://doi.org/10.1177/0963721415619737>.

33 - John M. Twenge y Eric Farley, «Not All Screen Time is Created Equal: Associations with Mental Health Vary by Activity and Gender», *Social Psychiatry and Psychiatric Epidemiology*, 2021, 56(2), pp. 207-217. <https://doi.org/10.1007/s00127-020-01906-9>.

ma línea, otro estudio con una muestra de 244 participantes y una edad media de quince a veintidós años tenía la intención de analizar la influencia de los *likes* sobre el uso problemático de Instagram y el papel moderador de la autoestima. Concluyeron que el impacto de los *likes* es menor en los adolescentes con mayor autoestima, pues esta actúa como factor de protección.[34]

Por último, quiero señalar un análisis en el que participaron 1.104 personas de diecisiete a veinticuatro años. Se concluyó que el uso de Facebook está asociado con un mayor nivel de comparación social y este con bajos niveles de autoestima, menor salud mental y mayor vergüenza corporal.[35]

El uso de redes promueve una comparación que puede afectar a la autoestima, ya que esta comparación siempre es desigual, pues se contrasta la versión pública de los demás con la versión privada de uno mismo. Como conclusión, sabemos que el uso de redes impacta en el bienestar de las personas y que el hecho de disfrutar de una buena autoestima nos puede servir como factor protector ante su uso. También nos protege tener un buen entorno social, buenas habilidades sociales y satisfacción con la propia vida.

Recuerda:

- Puedes bloquear o restringir las cuentas que consideres.
- Sigue cuentas que te aporten algo que te resulte agradable y amable.

---

34 - Roberto Martinez-Pecino y Marta Garcia-Gavilán, «Likes and Problematic Instagram Use: The Moderating Role of Self-Esteem», *Cyberpsychology, Behaviour and Social Networking*, 2019, 22(6), pp. 412-416. <https://doi.org/10.1089/cyber.2018.0701>.

35 - Emily Hannah, L. Monique Ward, Rita C. Seabrook, Morgan Jerald, Laureen Reed, Soraya Giaccardi y Julia R. Lippman, «Contributions of Social Comparison and Self-Objectification in Mediating Associations Between Facebook Use and Emergent Adults' Psychological Well-Being», *Cyberpsychology, Behaviour and Social Networking*, 2017, 20(3), pp. 172-179. <https://doi.org/10.1089/cyber.2016.0247>.

- Los *likes* o «me gusta» pueden generar dependencia de la aprobación de los demás.
- Es válido deja de seguir cuentas que te generen malestar.
- Puedes decidir no contestar ciertos mensajes.
- Puedes decidir apartarte un tiempo de ellas.
- Puedes decidir no estar en ellas.

♡ **Cada vez que des un corazón a alguien, acuérdate de proteger el tuyo.**

EJERCICIOS

EJERCICIO 1

- Características de tu personalidad en las redes sociales:

....

....

....

....

- Características de tu personalidad en el mundo físico:

....

....

....

....

- ¿Coinciden? ¿Te muestras igual?

....

....

....

....

EJERCICIO 2

Detecta tus creencias limitantes con respecto a las redes sociales que empiecen por *tengo que, debería, es catastrófico, no puedo aguantarlo*. Ejemplo:

- *Tengo que* estar conectada a las redes sociales para no perderme nada.
- *Es catastrófico* que mis amigos estén viajando a lugares paradisiacos y yo no.
- *No puedo aguantar* ver a los demás felices.
- *Debería* tener más amigos, como los demás.
- ....
- ....
- ....

EJERCICIO 3

Preguntas para reflexionar:

- ¿Qué ventajas crees que tienen las redes sociales y qué desventajas les encuentras?

....
....
....

- ¿Crees que mantienes una buena relación con las redes sociales?

....
....
....

- ¿Crees que haces un uso responsable de ellas?

....
....
....

- ¿Puedes detectar en qué momento las usas más y por qué? Por ejemplo: Cuando es de noche porque me cuesta dormir.

....
....
....

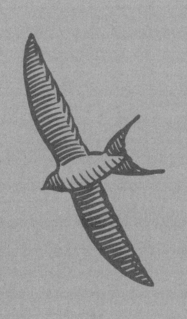

CONCLUSIÓN

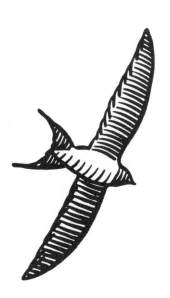

Este libro parte del anhelo que he detectado en muchas personas de lograr ser dueñas de su vida, de sentirse empoderadas y en paz con sus decisiones. Buscar ser la voz que diga basta a la autoexigencia que impide este objetivo. Ese susurro que recuerda al pájaro en la jaula abierta que está hecho para volar.

Nuestro cerebro siempre tratará de protegernos ante los posibles peligros. Está diseñado para ello. Esa es la razón por la cual, a menudo, nos proyecta los peores escenarios posibles, aunque sepamos que las posibilidades de que ocurran sean mínimas. **Su obligación es hacernos sobrevivir, pero la nuestra es aprender a vivir.** Por eso resulta tan importante detectar en nuestros pensamientos las creencias a través de las cuales observamos el mundo. Nuestras creencias nos dan estructura y, a partir de ellas, interpretamos nuestra realidad. Necesitamos una guía para caminar por la vida, y cada uno de nosotros se ha ido construyendo la suya según sus experiencias, familia, cultura... Si estas creencias no nos ayudan, sino que nos limitan o nos generan malestar, será el momento de cuestionarlas.

Para ponerlo en práctica, aquí te dejo, a modo de resumen, algunas preguntas:

- ¿En qué me baso para pensar que esto es así?
- ¿Tengo alguna prueba objetiva que lo demuestre?
- ¿Esta creencia me favorece o me limita? ¿Me hace crecer o me paraliza?
- ¿Cuál sería un pensamiento alternativo más flexible?

Trabajar en nosotros mismos es la mayor garantía para vivir en armonía. Las ventajas de conocernos son infinitas. Cuanto más conscientes seamos, más libertad sentiremos. Es el mayor acto de amor que podemos profesarnos a nosotros y a nuestro entorno. Romper con creencias que nos limitan es un regalo que también hacemos a las siguientes generaciones. Me atrevería a decir que con una gestión óptima de nuestros pensamientos podemos acercarnos a una gestión óptima de nuestra vida.

A lo largo del libro, hemos explorado nueve temas que son recurrentes en mi práctica profesional y que, de una forma u otra, con más o menos intensidad, todos experimentaremos en algún momento. Las creencias limitantes están presentes en todo ellos:

- En la presión social, limitándonos a construir nuestro propio guion de vida.
- En la autoestima, acotando nuestro potencial.
- En las emociones, impidiéndonos sentir.
- En las relaciones de pareja, alejándonos de experimentar una relación sana.
- En el duelo, impidiéndonos soltar.
- En la ansiedad, preocupándonos más de la cuenta.
- En los límites, no defendiendo lo que es nuestro.
- En la aceptación, resistiéndonos a la realidad.
- En las redes sociales, alejándonos del mundo real.

Antes de terminar, quiero agradecerte que hayas llegado hasta aquí. Gracias por leerme. Ahora es tu turno para leer dentro de ti. Atravesar los párrafos de tus pensamientos. Descifrar el trasfondo de tus creencias para poder escribir una vida libre y empoderada que te permita tomar decisiones en paz.

Creencias ~~limit~~ *(de)* antes

Con amor,

Sara

Conclusión

LAS CREENCIAS...

son ~~realidades~~
(ideas)

me ~~definen~~
(influyen)

~~no afectan~~ a mis emociones
(pueden afectar)

son ~~verdades~~
(creaciones)

son ~~incuestionables~~
(debatibles)